その歯、残せます

インプラント治療の前に
もう一つの選択肢

本当に抜く必要ありますか？

谷口 清 著
A歯科タニグチ会 監修

カナリアコミュニケーションズ

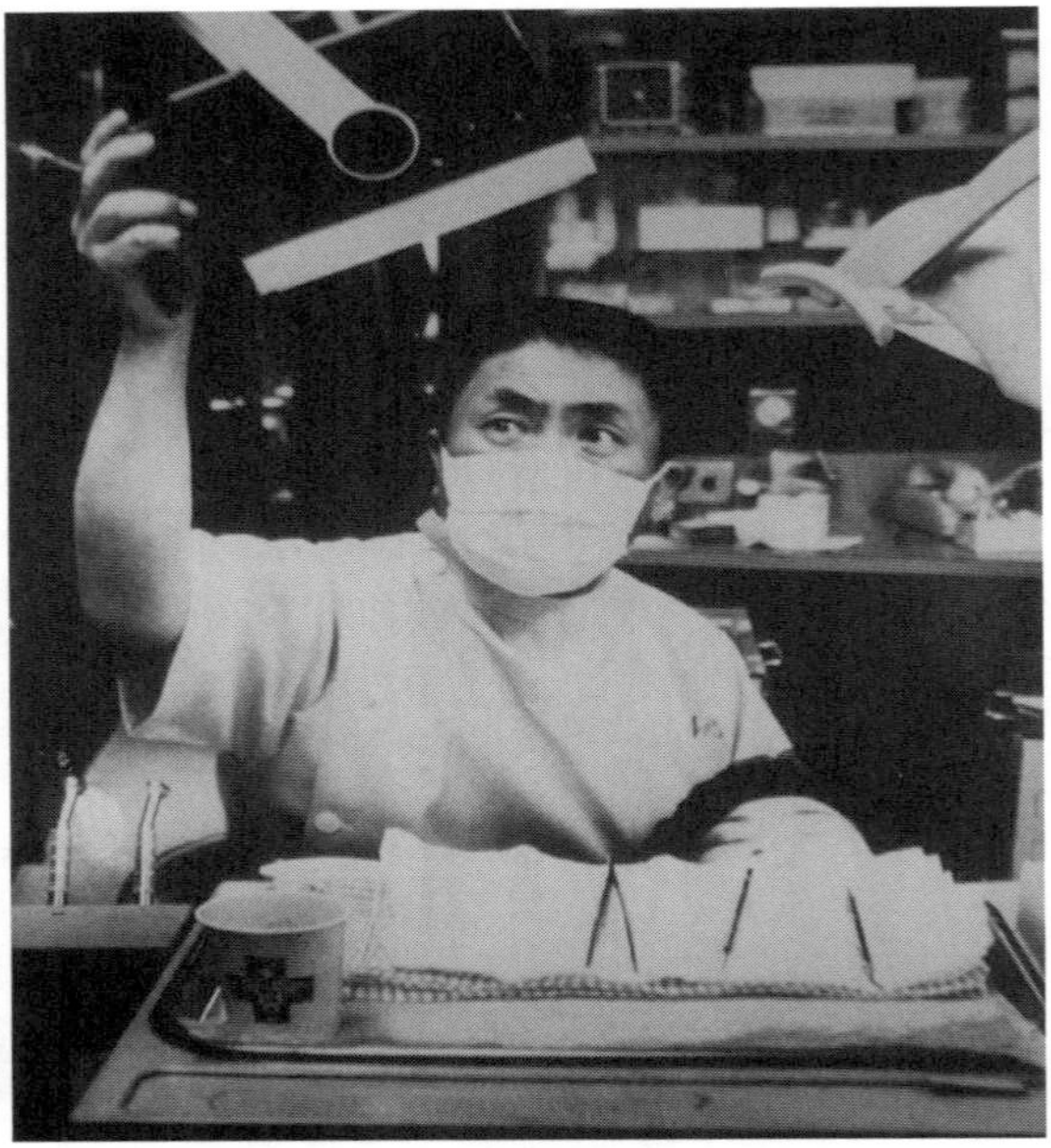

谷口　清（1938 年 3 月 30 日～ 2006 年 2 月 22 日）享年 67 歳

「病因を見つけ出し、自然治癒力を早く、短期間に引き出してこそ医者である。これを邪魔するほうがカネモウケになる。

たまったもんじゃない。

視診・問診・打診・聴診・諸検査から、多数の原因を片っぱしから病因をいくつ知っているかが名医であり、一つや二つで診断するのをヤブと云う。病名は最後につくものである。

医学は科学ではない。患者にも感情があるのだから。

歯科治療に限らず、基礎的なことに人が手をつけないのは、誰にでも出来そうだが、実際には面倒で、意欲と根気との必要な馬鹿者でなければ出来ないからであろう。」

読者の皆様へ

当会「A歯科タニグチ会」創設者であり、『歯科医界のブラックジャック』との異名をもった伝説の歯科医・谷口　清。

そんな谷口が、歯科治療の内容について書くことが業界内でタブー視されていた1977年、あえて日本歯科医師会の反対に立ち向かい、一冊の本を世に問うた。『日本人の歯をダメにした歯医者』（山手書房）である。

それが予想外のベストセラーとなり、以後、業界の矛盾や暗部を告発し続け、出版を重ねる。

また彼の死後も、その遺志を受け継いだ弟子たちを中心に医療法人社団「A歯科タニグチ会」は、故人の教えを守り広めるために彼の著作を再編しながら出版活動を継続してきた。

本書『その歯、残せます』は、谷口の没後15年を記念して、直近2015年に当会が上梓した『歯は治る「抜くな、削るな、冠せるな」』に一部追加改訂して復刻したものだ。

Ⅰ～Ⅳ章は、これまでの著作を再編したもので、時代を経て社会状況も変化していることから用語は現代化したが、なるべく本人の肉筆を活かさせていただいた。
Ⅴ章は医療法人社団「A歯科タニグチ会」理事長・蘭泰行が当会治療の最新事情を綴ったものである。

時を経ても真実は変わらない。創設者・谷口清の魂からの叫びが、歯で悩み苦しむすべての人々の参考になれば、こんなに嬉しいことはない。

二〇二一年十二月

医療法人社団　A歯科タニグチ会

谷口　清　生前の「はしがき」より

歯科医師会に見切りをつけ、真の歯科治療を求めて保険医を退会して、いくつかの新しい問題を提起したのが本書である。

このところ、世界中、そして日本中から患者さんが当院を訪れる。その口のなかを診ると、悲惨としか言いようのない例が多い。過去に治療を受けた歯が、手のほどこしようもない状態になっている。どうやったらこんな治療ができるのか。素人歯科医のやっつけ仕事であることは一目でわかるのである。

それにしても、患者さんも患者さんだ。どうしてこんな悪徳歯科医の治療を受けたのか……。

政治家のレベルは国民のレベル以上にならないといわれる。これと同じである。患者さんの歯に対する、あるいは歯科治療に対する考え方のレベルが低いから、手抜き治療の歯医者がのさばっている。いずれにせよ、患者さんも無防備すぎると、あえて言いたい。

当院を、歯科界の〝かけこみ寺〟と評した人がいる。どこかの歯科医院でオソマツな治療を受け、手のほどこしようがなくなってから、かけこんでくる患者さんが多いからである。

歯科医師は国家試験で選ばれた人だから信用したという人がいる。勘違いしてはいけない。

国家試験とは、最低レベルのテストである。何も高いレベルを指しているのではない。同じ国家試験の、もっと難しい司法試験をパスした弁護士だってワルはたくさんいるではないか。

歯科保険医がほざく、「健康保険では良心的な治療ができない」というのは、どういうことなのか。良心的な治療をしてないからこそ医院はつぶれないし、家を建てることもできるという裏返しの見方が、なぜ患者さんにはできないのか。

これからの日本の歯科医療を、世界のレベルにもっていくには、患者さんの歯科に関する知識と要求を高める以外にない。

厚生労働省は、歯科医の数を増やすだけ増やし、その自然淘汰を待つという手しか打っていない。

財務省は、歯科医療費の額をおさえ、その質にまでは考え及んでいない。

歯科医は歯科医で、歯科の基本である歯を残すことよりも、削り、冠せ、抜き、入れ歯を、インプラントを……と、カネの亡者のごときでしかない。

本書は、あなたが、歯科医に対してしたたかであると同時に、これからの歯科医療を向上させるための良き患者としての知識をもつための本です。

日本の歯科医療向上の一方の翼を担っていただくために読んで欲しくて書いたのです。

歯科医院にかかる前に、良き社会人として、歯医者を見分けて欲しいのです。

駅や電柱に大きな広告をだしているのは、自らを「ヤブ」と広告していることを知ってほしい。

名医の看板は小さい。ヤブ医者ほど大きな網をしかけている。

診療の予約をとるときに、ためしに、治療椅子は何台あるのか聞いてごらんなさい。

日本のほとんどの儲け主義歯科医は、歯科医の人数以上に診療椅子をおき、流れ作業のごとき態勢をとっている。名医は約束した時間に約束した人だけを診ようと、治療椅子は一台である。

緊急の患者さんから連絡があったときには、いつでも対処できるよう、時間に余裕をもっていなくては、医者の名が泣くというものだ。

同一の約束時間に数人の患者さんを入れてあるなんてのは、自分の能力の低さと知るべきだ。患者さんから信頼されていないので同時約束させていると知るべきだ。

「抜く」といわれたら逃げだしなさい。百件たずねれば、きっと抜かなくてもすむだろうから。

「根管治療を再植・移植治療をしてくれますか?」と電話口で質問してみると良い。

ともかく、したたかで賢い患者さんが増えることは、日本の歯科医療の質をあげることにつながる。

谷口　清

出典

『私は「初診料10万円」の歯医者です。』　新講社（二〇〇三）

『抜かれる前に読めあなたの歯医者はだいじょうぶ？』　ルネッサンス・アイ（二〇〇九）

『本当にインプラントでいいの？歯科医師発インプラント事故は対岸の火事じゃない』　ルネッサンス・アイ（二〇〇九）

『歯は一日で治る自分の歯を守る驚異の根幹治療法』　ルネッサンス・アイ（二〇一三）

『歯は治る「抜くな、削るな、冠せるな」』　ルネッサンス・アイ（二〇一五）

もくじ

Ⅱ章　歯はカネになる、そのカラクリ教えます

Ⅳ章　子どもの歯が狙われている！

V章　さらに進化したA歯科の保存治療

Ⅰ章

悪徳歯医者の見抜き方

1 その歯医者を信頼できますか

歯の治療でストレスをこうむってしまう愚

「最近、何か、肩が凝って、腰も重いし、ものすごいストレスが溜まっているの。このところ、そんなに忙しくもないし、何が原因なのかわからなくてねェ……」

よく、こんな言葉を聞かされるのではありませんか。そんなときは、試しに、

「最近、歯医者に通院していませんか」

と、たずねてみればよい。たぶん、

「そう。どうしてわかった？」

という反応があるはずである。

歯医者に通うぐらいのことでストレスが溜まるはずはないと考えがちである。もちろん、ウデのいい歯医者に治療を受けているのであれば、ストレスも溜まらないのだが……。

「歯医者という言葉から連想するものは何か」

一般の人に、このようなアンケートをしてみると、「苦痛」「怖い」「行きたくない」「抜く」「削る」などの言葉を連想する人がほとんどなのである。

これらの言葉をまとめれば、ひとことで、

「恐怖心」

と、いえるのではないだろうか。

歯医者への通院となれば、ふつう、一回で終わることは少ない。一週間に一回ずつ、時間予約制で治療して、一ヵ月、二ヵ月と通いつめる。このあたりが平均的な治療スケジュールだろう。

この間の患者さんの心理状態は？　想像するに、その一ヵ月ないし二ヵ月間の治療期間中、ずっと「恐怖心」を抱いているのである。

実際の治療でも、いきなり治療椅子に座らされ、口を開けさせられ、「どれどれ？　どの歯が痛いの？　あぁ、これかぁ、こりゃ、ひどいや。よくここまでほっておいたもんだなぁ……」

歯医者は勝手なひとりごと。それを聞かされる患者さんは、さらに恐怖心をあおられる。そして、ギーンという不快音の切削機が口の中につっこまれる・・・。

初診でこのような治療を受けてしまうと、この初診自体が大きなストレスになるのは当然ながら、

「次も、また、痛い治療が……」

「行きたくないなぁ……」

という気持ちが、仕事中や日常生活の中で、ふっと頭をよぎる。この「恐怖心」が、治療スケジュール中、ちょこちょこと顔を出す。

「いやだなぁ……、憂うつだなぁ……」の気持ちが大いなるストレスの要因となるのである。

患者さんは、歯医者によって、「恐怖心」を植えつけられてしまっている。しかも、日常的に、である。要は、リラックスできない生活を強いられるわけである。

「恐怖心」を日常的に与えつづけられれば、どんな人でもストレスは溜まっていく。本人は、ストレスの原因が歯の治療だとは気付くはずもないことだ。原因がわからないままに、ストレスだけを溜めているのである。

歯科医師の世界にも、カネにものをいわせて大学に入学し、何とか国家試験に受かった人がいる。その人の、歯科医師としての適性を知るのはそれからである。

試験のためだけの勉強で、実技がまるで身についていない人。そもそも不器用で人様の口の中に手を入れることが、あまりに危険と思われる人だっている。

不器用なのはわかっていても、親の経営する医院の後を継がなくてはならない状況にあった人や、不器用であることをあまり自覚していなかった人は、高いカネをかけて大学を卒業し、やっとの思いで合格した国家試験を棒にふってまで転職するはずがない。どんなに下手でも、とにかく歯医者として治療を続けるだろう。

また、たまたま勤めた歯科医院のやりかたが金儲け主義だったり、安易な治療をよしとする組織だった場合、その治療法は伝染し、慢性化していくだろう。

歯の治療は、「無痛」で「一回」が原則だ

「歯の治療は痛いもの」という先入観をもっている患者さんは多いのではないだろうか。「痛いのは仕方がない、こんな苦痛を味わわされるのは自分が歯の手入れを怠ったからだ、自業自得だから仕方がない、ひたすら我慢するしかない……」

治療椅子の上でそんなことを考えている患者さんがほとんどのはずである。

けれども、それはヤブ医者の治療ということになる。現代の歯科治療は「無痛」が原則であり、これからはずれている医者は、すべてヤブ医者ということになる。

この無痛治療の要因は麻酔の発達が大きく貢献しているけれども、これについては後で述べるとして、無痛治療に不可欠な要因は、患者さんと歯医者のコミュニケーション、信頼感の深さであることを強調したい。患者さんも、無駄なストレスをこうむる必要はない。

痛みのない治療は医者と患者さんのコミュニケーションから生まれる。だからこそ、歯医者は初診の段階で患者さんとよく話し合うことが大前提になるのである。

当院では初診時に九十分の時間を取り、その場で撮影したX線写真を見ながら、次のように言う。

「初診とはお見合いです。当院の診察室や衛生士の雰囲気になじめそうに感じられなかったら、別の医院をさがすことをおすすめします。それが歯を守るための、いちばん良い方法です」

このときには、患者さんには治療椅子からおりてもらい、机の前で話し合う。

治療椅子の上では患者さんが不安を抱いたままだからである。

それでも、「歯医者とは怖いところ」という先入観は取り払われていないケースが多い。

その場合は、不安をやわらげるために、レントゲン写真に照らし合わせて、歯の治療法やアドバイスを書き出し、コピーして患者さんに渡す。

これに費用と治療にかかる時間、当方の都合のよい日と曜日、時間など、お互いのスケジュールを確認して書き加えておく。

初診時は、いくらコミュニケーションをとっても、患者さんは不安を残している。だから、初診時には次の診察の予定は入れないでおく。

患者さんには敵地（歯科医院）からホームグラウンド（自宅）に帰ってもらい、再度コピーを確認してもらう。十分に納得して欲しいからである。次の診察スケジュールについて、患者さんからの電話があれば「病院は怖いところ」という先入観がだいぶ薄らいでいると判断できる。

このような初診段階でのコミュニケーションのとり方で、不安、不信といった気持ちのうえでの痛みの主要部分がほとんど消えてくれるのである。

当院を「会員制」にした第一の目的は、会員が五百名までならば、私の頭の中で、コンピューター以上の働きが可能だからである。

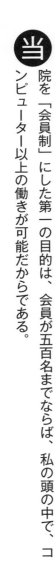

名前をきいたとたんに、その家族構成や前回の処置内容、会話や雑談の内容まで思い出し、電話での会話においても、医者対患者という緊張しがちな関係がなくなり、人間同士の心のかよい合いが、さらに深まってゆく。これが、当院での歯科医療なのである。

名医の「歯に衣着せぬ」アドバイス①

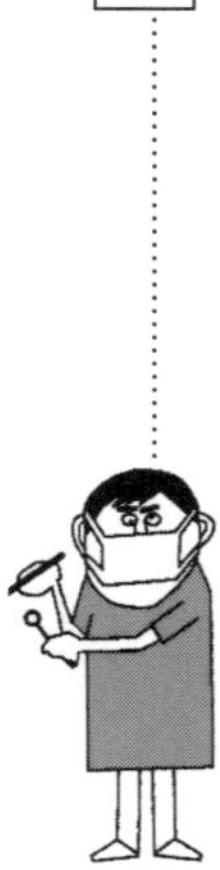

●アシカ人形のヒミツ●

当院では、ちょっと押すと〝ピッ〟と鳴る赤ん坊のオモチャを、治療中の患者さんに持ってもらっている。

イタイ、ウガイシタイ、チョットマッテホシイ、トイレニイキタイ……と、何でもいいから押してもらうのだ。鳴ったらすぐ、こちらの手を休める。

治療中の患者さんは口を開けているので口がきけぬ。このアシカ人形を持つことで安心するのだ。

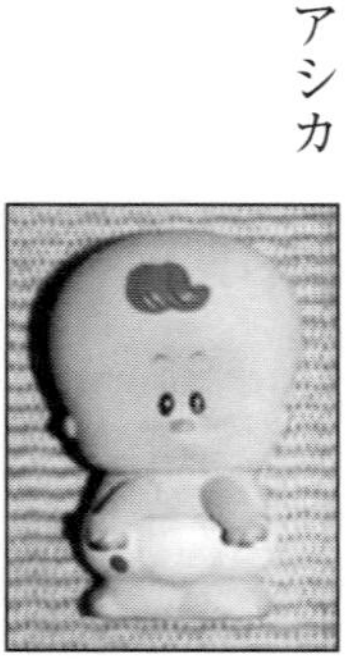

2 「こんな歯医者はやめなさい」の四カ条

あえて言う、患者さんは歯医者選びに安易すぎる

歯が痛む。夜になってもシクシクと痛み、眠れない日がつづく。数日後、やっと決心する。

「よし！　明日、歯医者へ行こう」

翌日、近所の歯医者に飛び込む……だいたい、こんなパターンで通院が始まる。そして、すでに述べたように、バタバタと診療が始まって、患者さんは苦痛を味わわされる。

このような歯医者も悪いけれども、こんな歯医者に足を運ぶ患者さんにも甘さがあると、あえて言おう。要は、患者さんが、良い歯医者だけを選べばいいのだ。良い歯医者だけを選んでいけば、悪い歯医者は医院経営に苦しくなるから自然消滅、自然淘汰……とはいかないまでも、良い歯医者になるための研究と努力だけはしなければなるまい。

患者さんが、良い歯医者を選ぶ。このように注意していけば、苦痛を味わわされる度合いも少なくなるというものだ。

もう一つ、気になることがある。

当院に初診の患者さんが来る。話を聞いて、とりあえず、歯の状態を診察させてもらう。

「ひえぇ――」

叫ばずにはいられないのだ。患者さんが、ではなく、私が悲鳴をあげたくなるのだ。

「ひどいなぁ。前は、どんな歯医者さんに行ったの？」

思わずため息が出る。

達人は達人を知る。以前に治療した歯医者のウデがよければ、その技術は、すぐにわかる。

「あぁ、この患者さんはいい歯医者を選んでいるなぁ」

と、感心するのである。けれども、ほとんど全員といってもいいくらいに、ヘタクソな治療を受けているのである。患者さんが可哀想になる。

もっとも、以前にウデのいい歯医者の治療を受けて入れば、再度、当院をたずねてくるはずもない。ヘタクソな歯医者の治療を受けているから、何回も歯医者通いをしなければならないという理由がある。

こんなときの私の気持ちは複雑だ。前の歯医者のヘタクソな治療をののしりたい気分だ。

治療されたとき、患者さん自身は、その治療された歯が、果たしてどの程度の〝仕上がり〟なのか見当もつかないはずだ。

自分の歯を鏡を使って見ることはあっても、他人の歯の治療を見る機会もあまりないだろうから、比較のしようがない。

仮に、他人の口の中をのぞくことがあったとしても、それぞれに異なったムシ歯の状態であろうから、比較するにしても何をどう考えればいいのかわかるはずもない。

はっきりいえば、世の中には、ヘタクソな歯医者は大勢いる。患者さんにはわかるはずもないとタカをくって、自分のウデを磨くわけでもなく、いいかげんな治療しかしない歯医者である。

そうして、このような姿勢でも、日本歯科医師会に所属していれば、やっていけるのである。

歯医者として生計を立てられるのだから。

もちろん、日本歯科医師会に所属している歯医者がみんなそうだというのではない。彼らの中にも、誠心誠意で患者さんに向かい、ウデのいい歯医者もいる。けれども、そうではない歯医者のほうが多い。

私はすでに同業者から批判される身である。ホントのことを、そのまま公表するからである。

こんなことを書いていて、日本歯科医師会に所属している歯医者はいい気分がするはずもない。

当然、私は彼らの〝攻撃の的〟にされるわけだ。

さて、そんな悪徳歯医者——といっては語弊があるかもしれない。

が、ともかく、性質のよくない歯医者、いいかげんな治療で金儲けをしている歯医者、患者さんの敵、歯医者の風上にも置けない歯医者……を見分ける方法を歯医者の目から思いつくままに書いてみようと思う。

私はヘタクソな歯医者を育てているのは、もしかしたら患者さんじゃないかと寂しくなることもたびたびある。

「夜遅くまで診療しているから……」

「幼児を連れていってもいい歯科医院だから……」

など、歯医者としてのウデとは、何ら関係ないところで評価しているのである。

「評判がいいから……」

というのもあった。何の評判かと思ったら、その地域でのお祭りのときに寄付金を多く出してくれる先生なのだそうだ。

患者さん側がそんないい加減な態度だから、歯医者は、ぬるま湯につかっていても儲けられる。患者さん側が厳しい目で歯医者を選択する姿勢があれば、歯医者もウカウカしてはいられない。歯医者にとっては死活問題であろうから、治療技術を上げようと必死になるはずである。

私の立場からいえば、患者さんの悪口は言いたくないけれども、患者さんもまた、大勢の歯医者と同様、いい加減なのである。いい加減な気持ちで、行き当たりばったりで歯医者をえらんでいるから、後で〝泣き〟を見るハメになる。

歯が痛くて、パクパクしながら歯医者に通ったら、その歯医者はほとんどのケースで〝悪徳〟である。患者さんの立場としては、歯が痛くない時から、どのような歯医者が良いのか、きちんと情報収集をして、イザという時のために備えておくべきなのだ。

聞いた話だが、「浮気の達人」といわれる人は、相手がいない時でも、夜遅く帰ったり、時には朝帰りをするらしい。

つまり、ふだんから浮気相手ができたケースを連想している。夕方の五時になって、奥さんに「帰るコール」などは、とんでもない所業である。毎日「帰るコール」の習慣のある夫婦だったら、浮気相手ができたとき、どう対処すればいいのか。日常から、非日常に備えておく心構えが必要なのである。

抜くな」「削るな」「冠せるな」、そして今では「よけいなことはイッサイするな」と、治療方針はイコヂにカタクナに従来の歯科医の収入源だったことを否定してきている。

それでも患者が増えている。他所での治療のアトシマツ。なにかしないと歯医者は食っていけない。だからよけいなことをするし、削らなくてもいい歯を削りとり、それゆえに神経に傷がつき、不完全な治療をし、冠せて抜いて、噛めない入れ歯やインプラントをつっこまれて。

患者たるもの、何もしない先生を信じなさい。診断だけで治療代を請求する先生こそ名医であり、良医とする心得を習得しなさいョ。

低レベルの歯医者が多すぎる理由

歯医者の看板が、やたら目につくと感じたことはないですか。世の中に、こんなに歯医者は必要なのか――と、ふと素朴な疑問をもつのではないでしょうか。

歯が痛くなれば、すぐ治療してもらえる。そういう意味では、たくさんの歯医者がいることはいいことであろう。けれども、「ウデのいい」という条件付きでなければならぬ。

ひと昔前に比べて歯医者は増え、それにつれて歯科医院も増えている。これは、「いいこと」なのであろうが、本来なら、プロの歯科医としての技術を習得していない者までが、歯科医としての〝身分〟を得て、その立場を享受しているにすぎない。

歯科大学を卒業し、国家試験をパスして、一人（いちにん）前の歯科医師が誕生する。しかし、一人前とは、歯科に関して、必要最低限の知識と技術をもっているということにすぎない。実践におけるさまざまな症例をすべてきちんと治療できる――とは、とてもいえない。

知識と技術において、歯医者が十人いれば十種類の、千人いれば千種類の歯医者がいると考えるべきである。

これに加えて、治療に対する取り組み方で、いくつものタイプにわけられる。
●歯の診療で稼ごうという歯医者
●ムシ歯をなくそうという歯医者

このように大ざっぱに二つのタイプに分けられるし、さらに、研究室に残る人もいれば、国家試験にパスして二、三年のうちに開業する乱暴な人もいる。

日本で歯科治療を受ける大多数の患者さんは、開業医によって診察される。開業医にしたところで、さまざまなタイプ、さまざまなレベルの歯科医がいる。国家試験にパスしてすぐに開業したのか、何年か他の医院で実践勉強してから開業したのか、患者さんには知りようがない。しかも患者さんは素人である。

素人が、あのセンセイは上手だったと気付くのは、治療を受けた歯が、五年、十年と何のトラブルもなく経過したときである。

そんな長い年月の結果など、今、歯に病んでいる人にとっては、歯医者選びの基準にはならない。「今、痛いのだから、とりあえず……」と、バタバタと歯科医院に駆けこむ。

歯科医のなかには、その免許証を逆手にとって、金儲けに邁進している者もいるのだ。

患者さんのための、歯医者選びの基準

ムシ歯に苦しむ患者さんが、どの歯医者を訪ねても自由である。また患者さんからみれ

ば、どの歯科医も同じように見えるのではないだろうか。どの医院で治療を受けても同じ――という印象が強い。

けれども、先に述べたように、プロの目からみれば、本当にさまざまなタイプ、さまざまなレベルの歯科医がウヨウヨしているのである。

どうせムシ歯の治療を受けなければならないのなら、やはり豊富な知識と高度な技術をもった良心的な歯医者をえらびたいものだ。というわけで、できるなら避けたほうがいいと思われる歯科医院の目安を、四カ条として披露しよう。

〈一条〉派手でギンギラの目立つ看板の医院はやめなさい

かつて、「五時間待ちの三分診療」と悪名の高かった歯科医院だが、今やそれは伝説化している。昭和三十八年、私が歯科大学を卒業したときの日本全国の歯科医は三万人台だった。日本の人口に対する歯科医の比は、日本人三千人に対し、歯科医一人だったのである。

戦後の砂糖消費量の劇的増大。その裏には、甘いものに飢えた青少年時代をすごした子どもが親となって、自分の子どもたちに、自らの夢、甘いものを与えすぎてしまったという現実がある。

歯磨きといえば、朝、目が覚めたときだけという、今では考えられない習慣が、その頃を含め、昭和四十年代までつづいた。

ところが、子どものムシ歯増大と、それに追いつかぬ歯医者不足に親たちが気づく。そして、まず甘いものを子どもに与えなくなり、毎食後の歯ブラシ使用という、当然の行為の定着化がはじまる。そのため、ムシ歯は子どもに限らず、日本から絶対数が減りはじめたのである。

私が歯科大学を卒業したときの、全国の歯科大学七校が、現在では二十九校に増えているのだ。

ムシ歯は減りつつある。

歯医者は増えつづけている。

このミゾを埋めるために、開業医は何をしたか?

それは、看板を大きくし、ネオンまでつけ、診療時間の延長までして、メシの種である患者来院数の増加をはかっていたのだ。

歯医者のホンネは、ムシ歯が増え、こんなではイケナイヨと、歯医者らしく立居振る舞い、心にもない予防を説き、稼ぎ、自社ビルを建てるべくムシ歯を削り、抜き、保険外の治療にひきずりこむことである。

現実にムシ歯減・歯医者増となり、日本の人口比三千人対一歯医者が千五百対一になると患者さん集めをしない限り、これまでの健保で稼いできた生活が維持できなくなってしまう。そこで、看板はできるだけ目立つように大きくし、患者さんを集めようとする医院まであらわれている。

歯医者選びでは、看板の大きいところは避けること。

では、どうすれば、看板の小さなところを探すことができるのか。それは、歯を残すという評判を聞くことであり、自分と相性のいい歯科医にぶつかるまで訪ね歩くことである。

また、歯科医の書いた本もいろいろ出回っているが、保険医であり、【健康保険取扱】と看板をかかげながらも、「健康保険では十分な治療をおこなえない」などと書いてある本の著者はさけるべきである。

保険医のままでやっているのは十分な処置をしてきていないと白状しているも同然である。

〈二条〉第一印象の悪い医院はやめなさい

名医の看板は小さいと書いた。けれども、看板代を節約しているのかもしれない……と思いながら周囲を見まわせば、確かに名医といわれる歯科医院は看板が小さくても患者さんは大勢集まっている。

しかし、患者さんの立場からみて、治療にもっとも大切なのは、医師との相性である。治療に相性なんて……と思われるかもしれないが、医の原点は心の触れ合いである。

顔を見ただけで安心できる医師、電話で話をしただけで痛みがやわらぐ医師など、何かピンとくるものがあるはずだ。これを大事にしなければならない。

国家試験をパスしたからといって、その段階では歯科医としては最低レベルであることはすでに述べた。一般には、国家試験にパスしたのだからハイレベルの技術をもった歯医者と考えがちだが、それは患者さんの勝手な思い込みにすぎない。

司法試験をパスした弁護士にだって、悪徳弁護士といわれる人は大勢いる。このようなタイプの歯科医をさけるには自分のカンに頼るしかないが、自分の波長と合わないと感じたら、断固、次の医院をさがすべきである。これは患者としての最低の出発点である。

自分の身を守るためである。遠慮することはなく、通院を中止するべきである。そのためには自分のカンを磨いておくことも大切だ。

第一印象でピンと感ずるものがあれば、相性がいい。恋愛もうまく展開するものである。

医者えらびにおいても恋人えらびの体験を無駄にしてはならない。

〈三条〉電話対応の悪い医院はやめなさい

ある会社のことを知りたかったら、受付嬢の態度を見ればよい。社長の経営理念や経営方針をそのまま体現しているからである。患者さんは身体のどこかが悪いからこそ、病院、歯科医院を訪ねるのである。弱みを背負っているからこそ、時間をとり、おカネを払ってまで、医者や歯医者に対して腰を低くし、頭を下げる。

ところが、そのような患者さんの立場をわきまえていない医者も多い。患者さんが頭を下げるからといって、自分が偉くなったような錯覚をし、横柄な態度や言葉づかいをする受付嬢や、衛生士がはびこっている。

こんな医院は、即刻、やめなさい。けっして、良い結果はもたらされない。なぜなら、医師も横柄で、患者さんの身になって考えるはずがない。受付嬢や衛生士は、医者の態度、基本的方針を、そのまま体現しているからである。

電話が鳴る。最初に電話に出る人は、戦争でいえば、最前線にいる人である。もちろん本部（医者）の意向を理解し、十分な指示を受けている人である。その人が横柄だったら、医者もまた横柄であることは十分に理解できるだろう。

〈四条〉複数予約の医院はやめなさい

時間予約制なのに、その時間内に何人もの患者さんが予約している場合がある。予約の患者さんが遅れてきたり、急に通院を断ってきた場合のスペアを確保しておくためである。こんな歯医者だったら、本当にやめたほうがいい。医者と患者さんとのコミュニケーション、相互信頼感ができていない証拠である。

こんな歯医者にかぎって、一度、口の中をのぞかれたら、何をされるかわかったものではない。

患者さんの言い分も聞かずに、ただガリガリと歯を削り出す。

やたらと歯を削りたがり、歯を抜きたがる歯医者は治療がヘタである。国家試験をパスした程度のレベルさえあれば、最も手っ取り早くできる安易な治療法なのである。

複数予約をする歯医者は、患者さんの主訴を無視して、勝手に治療を進める傾向がある。医者と患者さんの触れ合いもなく治療してしまったら、〝泣き〟をみるのは患者さんなのである。

こんな歯医者からは「逃げるが勝ちだ」のチェック・ポイント

以上、避けるべき歯医者の四カ条である。このうちの一つでもチェックできたら、他の医院をさがすことが賢明である。

さて、この他にも細かいことだが注意しておいたほうがいい点を述べよう。

❶スリッパが汚れていたらやめなさい。

❷トイレが汚かったらやめなさい。トイレの掃除ができなくて、どうして口の中まで綺麗にできるのだろう？

❸保険医なのに診療申込書に「保険外の治療でもかまわない」という欄があり、○×をつけさせる医院はやめなさい。保険外治療なら、最初から保険を扱っていない医院のほうが上手で安い。

❹待合室に有名人と共に撮った写真や一日でもらえる勉強会出席カードが貼りだしてある医院はやめなさい。ただの見栄。歯医者の本来の姿とは何ら関係ない。

❺歯医者が高級車を乗りまわし、豪邸に住んでいたらやめなさい。金儲け主義の歯医者

と見て間違いない。

ここに挙げた五つのチェック・ポイントのほとんどは、一度、医院の中に入るまで確認できないものだ。一度、入ってしまうと気の弱い人はなかなか逃げ出せないものである。入ったのだから……と、ずるずると流れに身を任せて治療室に入ってしまう場合が多いだろう。

が、一つでも気づくことがあったら、堂々と拒否する勇気も必要である。これは勇気というより、患者としての当然の行動であろう。無駄な時間を費やし、おカネを払い、後悔するのはあなた自身なのですヨ。

私にとって、歯科治療は単なる仕事ではありません。またアナタも一人の患者ではありません。お互いの心のフレアイがあったときに治療は始まっており、それ以上の人間関係が深まることが医の根元だと信じています。

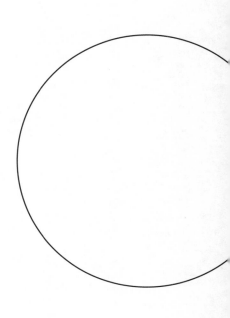

Ⅱ章

歯はカネになる、そのカラクリ教えます

1 歯医者に行くからムシ歯が増える

「どうせ、一本抜けばいいんだから」だって⁉

患者さんから聞いた話である。彼の趣味は海釣りで、年に五、六回は船に乗り込み、釣りを楽しんでいるという。

彼が伊豆沖に出かけたとき、船には二十人近い釣り人が乗っていた。その日の釣果は大漁で、全員が満足げな顔で陸に上がってきたそうだ。

釣果のせいもあって、気分も高揚していたのだろう。誰がいうともなく、そのまま全員で近くの酒場に入った。皆ほとんど初対面といっていい。

酒を飲みはじめると、メンバーの一人にやけに声の大きい人がいるのに気づく。

「軽井沢の別荘に一週間いた……」

「来月は娘が留学しているフランスにいく……」

などの景気のいい話が耳に飛び込んでくる。その人は歯医者ということだった。

やがて宴会もお開きとなり、勘定の段となった。メンバーの誰もがワリカンと思っていた。海釣り仲間といえども、お互いにそれほど親しいわけではない。大漁に気をよくして、たまたま酒を飲んでいるけれども、本来はお互いに知り合いともいえないほどの仲である。ワリカンが当然であろう。

ところが、この歯医者は、

「この店の勘定は、私がすべて払いましょう」

と申し出た。というより、勝手に宣言したのである。

メンバーには、そんなつもりは毛頭ない。このような集まりでは、ワリカンが常識であろう。

誰もが常識というルールに従えばいいのだ。ところが、この歯医者氏は、一度いったらきかないのである。自分でさっさとお金を払ってしまったそうだ。

二十人もの宴会代の「一人払い」となれば、それなりの金額であろう。残りの十九人の気持ちとしては「トクをした」「儲かった」とはほど遠く、なんとも居心地が悪くカッコウのつかない気持ちを味わっていたのである。

そんな周囲の気持ちを察することもなく、歯医者氏は上機嫌だ。

「いや、ご心配なく。こんなの安いものです。（歯を）一本抜けば済むことですから」

もちろん、笑いながら、冗談っぽい喋り方ではあったけれど、周りのメンバーは素直には笑えない。互いに顔を見合わせ、ぶぜんとした表情でその場から去ったという。

患者さんの歯を一本抜けば、支払いの金額など屁でもない……ということらしいが、その歯医者のそれまでの言動からするに、「その場の冗談」とはとても思えないほどの〝人格者〟らしいのである。「本気だな」と周囲の人に思わせる雰囲気がある。

メンバーたちには、なんともいえぬ後味の悪さが残り、その日の釣果の喜びもなくなってしまったそうだ。

こういう話を聞かされる私は、同じ歯科医として、

「そんな歯医者はいるだろうな」

と、妙に納得してしまう。冗談ではなく、本気で患者さんの抜く必要のない歯を抜くんだろうな……と考える。

その歯医者にしてみれば、二十人分の宴会費をどこかで「稼ぐ」ことは当然であろう。

さて、どこで稼ぐのでしょうか。こんな歯医者の存在を見たり聞いたりするたびに溜息がでる。気が滅入る。もう、怒ることにも疲れてしまったという感じである。

歯科医が、毎年三千人ずつ増えている。人口はのびない。ではどうすればいいか？　ダメな歯医者が生き延びるためには、自分から患者のムシ歯を増やすしかない。

小さなムシ歯を削り、脱落、再充填、削り、神経をとり、さらに歯まで抜き、ついにはインプラントや入れ歯と、なにもしなくていい歯で、一本の歯で十年間もの荒稼ぎ。

ヘタクソでも儲けられる歯科医の知恵

歯科医とは歯の治療を専門とする医者である。

けれども、私は半ばまじめに、いまの日本に歯医者がいなかったら、日本人のムシ歯は半数になるのではないかと思うことがある。歯医者が増えればムシ歯が増える——日本では、どうも、このような相関関係があるように見える。

歯が痛い。患者さんは歯医者に行く。そこで、どのようなドラマが展開されるのか。一般には次のようなシナリオですすむ。

歯を削る↓冠せる。あるいは歯を抜く↓インプラントを入れる……と、このような順序で治療される。

これはもっともシンプルに説明したものだが、「歯を削る」ときに、歯医者の〝無意識の仕掛け〟が施されるのである。それは、一年後、あるいは二年後に、再度、歯医者に呼び戻すというものだ。その患者さんが二年後、また、その歯医者に診察に来る。

「この歯は、冠せたほうがいい」

と、患者さんを誘導していく。そして、一年後は、

「この歯は、抜かなきゃダメだな」

と、誘導する。この場合、当然、

「抜いて、インプラントを入れましょう」

と、いうことになる。これを一つのローテーションとして、五年間ぐらいで終了する。

一本のムシ歯を「削る」「冠せる」「抜く」「インプラントを入れる」と、順序だてて治療することによって、一本の歯をきちんと治療するよりも何倍もの〝稼ぎ〟となる。

名医といわれるのは、もちろん、私見ではあるが、一本の歯を治療したら、十年間は治療の必要ナシと、いうくらいの技術を備えている歯医者ではないだろうか。

一本のムシ歯を治療ローテーションに乗せることによって、短期間に何倍もの収入を得

る。これが歯医者の〝無意識の錬金術〟なのだ。

どんな職業にも、良い人もいれば悪い人もいる。政治家でも、学校の先生でも、警察官でも税理士でも……社会的に見て「立派な職業」を構成する人たちの中にも、良い人と悪い人がいる。歯医者という職業で生計を立てている人たちの中にも、良い歯医者と悪い歯医者がいる。

良い歯医者とは、いま述べたように、一度の治療で十年は治療の必要ナシという状態までにできる歯医者だ。

悪い歯医者とは、「削る」「冠せる」「抜く」「インプラントを入れる」のローテーションを意識的におこなう歯医者である。一本のムシ歯で、何回も儲ける。それを計算づくで治療する歯医者。このぐらいの治療にしておけば、一年後に、また通院してくるだろう……と、そんなことを考えながら治療する歯医者。同じ歯医者として言いにくいが、この手の、悪い歯医者は確かにいる。

これは患者さんが見破って、その歯医者を拒否する以外に手はない。このような歯医者にのこのこと出かけて行くのは、むしろ患者さんの怠慢ともいえるのではないか……。

「歯医者」という名の錬金術師たち

さて、良い歯医者は、全国広しといえども、少ないはずである。良い歯医者に当たれば運がよく、悪い歯医者ならば運が悪いといわざるを得ない。

問題は両者の間に位置する圧倒的多数の〝無意識の錬金術〟が身についてしまっている〝ヘタクソ歯医者〟である。

無意識とは、つまり「削る」「冠せる」「抜く」「インプラントを入れる」のローテーションを、計算づくではなく、ごく普通の意識の中でおこなっているという意味である。治療技術がヘタクソで、一年以内の再治療が必要になる歯医者ということになる。

本人は、ヘタクソという自覚すらなく、治療を施す。そして、一年後、再度の治療。自分が以前治療した歯が、見るも無残な形になっているが、ほとんどの歯医者は、

「ああ、この前は完璧に治療したんだけどなぁ。あなたの歯は性質(たち)が悪いなぁ」

と、ひとこと。そして、続ける。

「こりゃ、抜いたほうがいいなぁ。こんなに性質が悪いと、いくら治療しても……」

なんてことを平気でいう。こらこら……。

「無意識の錬金術師」とは、このようなタイプの歯医者である。自分のウデの悪さを自覚するのではなく、患者さんの歯のせいにする。

その結果、患者さんは、一本のムシ歯で短期間に何回も通院し、ローテーションにはまっていく。もちろん、治療のたびに安くない治療費が支払われる。

これが〝無意識〟な歯医者の良心なのである。それぞれの治療では、ていねいに、懸命に治療を施す。けれども、もともと技術が備わっていないのだから、いくら頑張っても良い治療、完璧な治療などできやしないのだ。

甲子園で活躍している高校野球の選手を見よ。マスコミでは〝超高校級〟と連日の大騒ぎでも、その気になった彼が、プロ野球界に入ってどうなるか?

いままでに見たこともないようなスピードボールと変化球が、彼のストライクゾーンにビュンビュンと投げ込まれる。彼は、懸命に打とうとするが、どうしてもバットはボールに当たらない。

無意識な歯医者とは、この超高校級の彼のような存在なのである。バッターボックスに立てば、いつだって最大限の努力をする。打つために懸命になる。けれども、プロのボールに対決するだけの技術はまだ身についていないのである。いくら〝超高校級〟でも、とても手が出せない。けれども彼はプロ野球の選手という身分である。無意識の歯医者もこれに同じ。ヘタクソなのである。けれども、歯医者という身分である。プロでもある。悪徳歯医者というのではない。懸命に治療をする歯医者なのだ。けれども、技術がない。結局「削る」「冠せる」「抜く」「インプラントを入れる」のローテーションの治療を施し、結果的に、悪徳医師と同じことをしているわけだ。「善意に満ちた悪徳の治療」といってもいい。このタイプの歯医者が、日本にはいかに多いか。けっして、良い歯医者とはいえない。無意識、無自覚なだけに、余計に始末に悪いといった面もある。処置なし。ホント、気が滅入るのである。

歯医者が増えればムシ歯が増えるシステム

さて、歯医者が増えればムシ歯が増えるという方程式をご存じだろうか？

おおざっぱにいえば、歯医者が増えれば、その分、商品としてのムシ歯が増えなければ歯科医は倒産である。死活問題である。だからパイを増やす。これが歯科医の手口だ。パイを増やし全員が食いぶちを確保することによって、歯科医院は経営を維持できる。

バブルのムシ歯といってもいい。本来ならムシ歯とは言えない状態の歯を「ムシ歯」と診断し、治療を施す。ムシ歯といえども治療の必要のないものもある。小児の生え替わる前の歯など、どうせ生え替わるのであるから、小さなムシ歯だったらほうっておいてもよい場合もある。

けれども、歯医者にはムシ歯が必要なのである。

ムシ歯の治療をしなければ、歯医者の生計がなりたたない。だから、無理をしてムシ歯と〝認定〟し、本来なら治療の必要のないムシ歯でも、何らかの〝治療〟をする。そうして、いわゆる〝ムシ歯〟は増えていく。歯科医院の経営方針の元に、日本中のムシ歯は増え続けていくのである。

もう一つ。歯医者が増えればムシ歯が増える原因は次のとおりだ。

それは、ムシ歯を治していない歯医者がいて、しかも再発の原因を治療中につくっているらしいのである。

すでに述べたが、一年以内の再治療はザラにある。流行っている歯医者のほとんどは、毎年、同じ人の同じ歯をいじっている。いじっているけれど、治してはいない。そして、いじるついでに、グラインダーをひとすべりさせれば保険収入が二倍、三倍になるのだ。

患者さんには意外なことかもしれないが、歯科医は一本の歯の部分を表現するのに、次のようないい方、分類をしている。

・くちびる（または頬）に向いている面
・舌に向いている面
・前歯に近いとなりの歯に接する面
・奥歯に近いとなりの歯に接する面
・噛む面（前歯にはない）

この面の一つにつき、健康保険治療単価がきまっていて、一本の歯に二つの面につめものをすれば二倍、三面で三倍になり、となりの歯に接していれば、手技が複雑になるという理由で、特別な点数が加算される仕組みになっている。

不思議なことは、大学病院や稼ぎの悪い歯科医のカルテを見ると、一面（さきほどの五つの歯の面のうちの一つ）のムシ歯が多く、羽振りのいい歯医者のものは、二面、三面にかかるムシ歯が多いのだ。

ムシ歯になる面数は、患者さんの年齢や地域、所得とは関係ないが、保険医療のうえでは、特定の歯医者に多面性のムシ歯の患者さんが、どういうわけか集まってくるのである。

歯も抜かないが、手も抜かない――このような治療をきちんとやろうと思えば、それなりのウデと知識と時間とエネルギーを要する。雑な治療で金だけはつかみとり、つまり健康保険の、架空・水増し・不正請求により、医院を維持している。こんな医師に限って私生活が派手で、外車にも乗りたがる。見栄えがいい。

ここで患者に錯覚をおこさせるのだ。〝あの先生は流行っている〟んだと。

歯医者だから、歯の道具、用具に金をかけるべきなのに、どうでもいい外観を磨く。

ムシ歯と入れ歯・インプラントを増やす早期治療

「日本の歯科医は歯を抜きすぎる」

「歯医者は、ムシ歯だけを診てはいけない。患者が健康になっても人間同士、心の触れ合い関係が成り立たなければ、それは医療ではなく、医業にすぎない」

私は、本当のことを言いすぎたために一九七三年、歯科医師会を脱会するハメになった。彼らにとって、「本当のこと」は余計なことなのである。だから、私を会から除名するという話が持ち上がった。

除名というのは、何ともいやな響きである。何か悪いことをしたという印象が拭いきれない。

それがいやで、私は自分から脱会したのである。実をいえば、その一年前に、私は保険医を辞退していた。

だから、何の組織にも属さないということになり、正直いって淋しかった。

当初は、組織に属して言いたいことも言わずにいるのがいいのか、淋しいけれども言いたいことを言うのがいいのか……と悩んだものである。

一人ぼっちの道をえらび、淋しさも通り越してしまうと、言いたいことを存分に言えるようになった。また、精神衛生上まことに健康でいることができるのである。私は、一人になって、ますます元気になってしまった。だから勢いもあったのだ。

「日本の歯医者は歯を削りすぎている」

「小さいムシ歯は早期発見してから様子を見て、進行状態によっては晩期治療に……」

第二弾、第三弾と、「日本歯科医師会」や「悪徳歯医者」が見逃すことのできない治療法を次々に単行本や雑誌に発表したのである。

早期発見、早期治療は、ムシ歯の進行がものすごく速い子どもには必要なこともあるが、ムシ歯があっても、ほとんど進行しないケースも多く、無理に削る必要はないのだ。無理に削るからムシ歯はますます大きくなっていく。

そして、抜歯。待ってましたとばかりに、インプラントを入れ、また一儲けというシステムになっている。

「早期発見、晩期治療」が、一番適切な治療法のケースが多い。

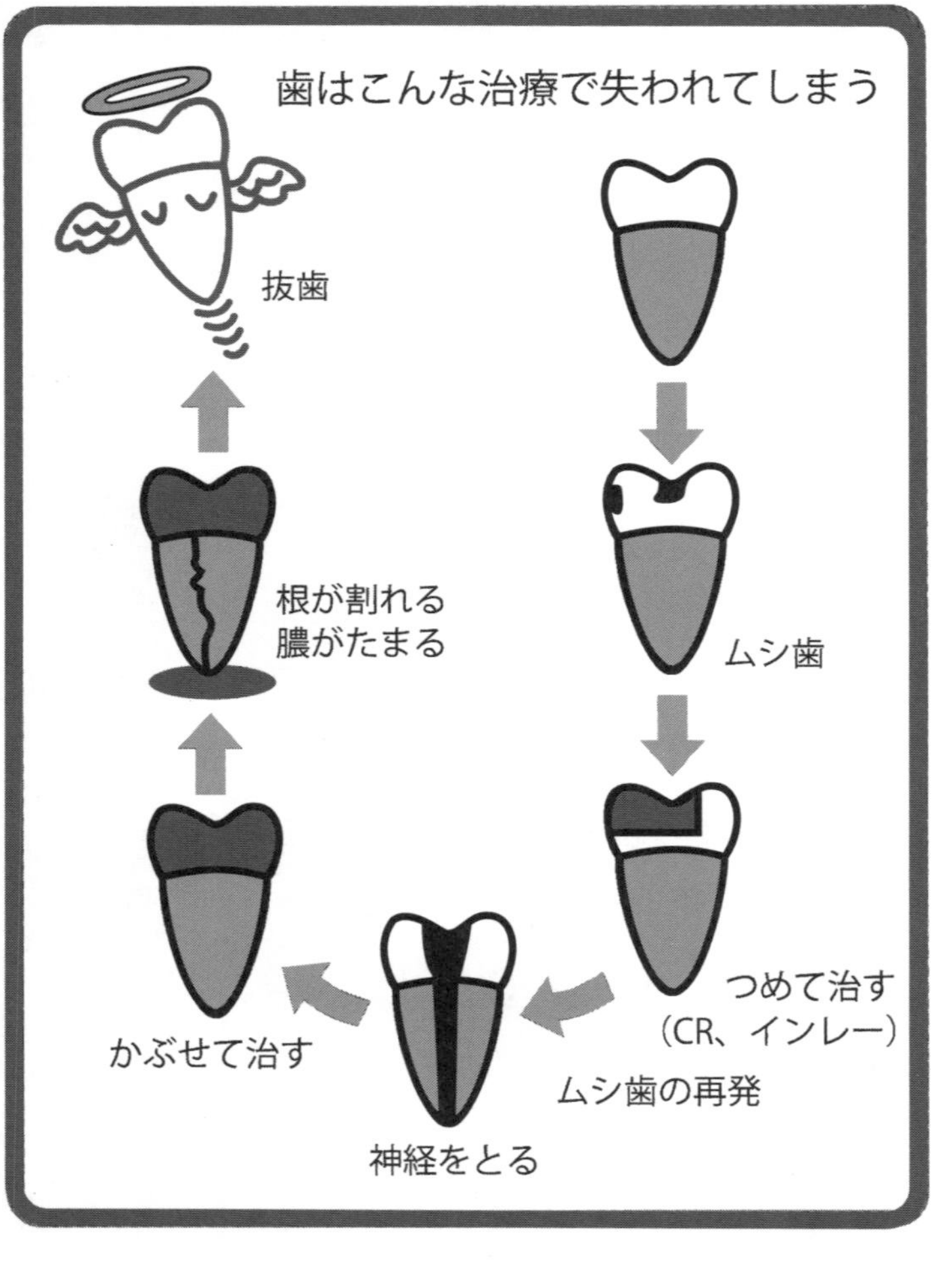
歯はこんな治療で失われてしまう
ムシ歯
つめて治す
（CR、インレー）
ムシ歯の再発
神経をとる
かぶせて治す
根が割れる
膿がたまる
抜歯

抜かれてしまった歯のほとんどは抜かなくてもいい歯だ

かつて、名歯科医とは、抜歯が上手で入れ歯を上手くつくれる人であった。その治療法が歯の痛みを早くとり、入れ歯になじむ方法と考えられていたのである。しかし、これは三十年以上も前の話である。

最近は歯を残すということが治療の本道である。私が前から言ってきたことが、やっと浸透してきた。それでも歯を抜く、抜かせる輩は多いが。

歯の根の中を治療することによって歯自体を残しておく。しかも、痛くない治療法である。もちろん、やむをえず抜歯しなければならないときもある。オヤシラズや歯周病などが原因の場合だ。

私は、基本的にこれらの理由でも抜歯は反対である。ケースによってはオヤシラズや歯周病も含めて、かなりの歯は根管治療によって、抜かずに治すことが可能だからである。それでも、抜くことになった場合、私は残根を残しておく。

残根とは抜く歯ではなく、残せる歯である。だが、一般の歯科医はいとも簡単に抜いている。

入れ歯の際に大いに邪魔になるからだそうだ。けれども、私は残根を残す。残根は一般的にはザンコンと読むけれど、私はノコセルネと訓読みにしている。ザンコンでは残骸、残飯、残業といった言葉のようで、いかにも恵まれない響きになってしまう。「残せるネ」であり「残すことができる根」という肯定的な読み方が、ふさわしいのではないか。

さて、私がなぜ残根を残すかといえば、残根の上に入れ歯をのせれば、その分だけ口腔粘膜に接する面積が広くなり、入れ歯が安定するからである。

日本では抜かれている歯のほとんどは抜かずにすむ歯である。

もし、歯を残すウデもなく知識もない歯医者が、患者さんのインプラント治療や入れ歯づくりを自分ではやってはいけないという法律でもあったらどうなるだろう。つまり、「歯を抜く仕事」と「インプラント治療」「入れ歯をつくる仕事」が同一の歯科医によっておこなわれないならば……現在抜かれている歯のうちの過半数は抜かれずにすむにちがいない。

歯を抜いても、インプラントや入れ歯ができないのであれば、自分（歯医者）の収入にはならないからである。

名医の「歯に衣着せぬ」アドバイス②

●トゥディ・イット・イズ・ファイン●

マイクのテストで〝本日は晴天なり〟なんて、直訳をがなっているが、ありゃ、みっともないヨ。

英語の発音・発声のすべてが、あのトゥディでチェックできるからだ。日本人に入れ歯を入れたとき、私は、「鈴木さんがススキのなかで寿司を頬ばった」と言ってもらっている。これを発声できることがイイイレバの条件のひとつ。

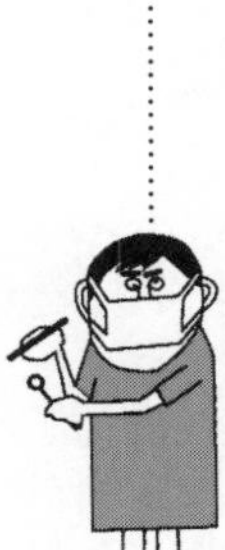

2 歯の値段を知っていますか

歯医者は霊感商法の名人か

この数年の間、霊感商法という非人道的な商売をする悪徳業者がはびこっているという。「あなたには、悪い霊がついている」「あなたは前世が悪い。このままじゃ、結婚できませんね」などといって、印鑑や壺を売りつけるのだそうだ。

事前に、不幸や事故にあったことを調べておいて、その弱みにつけこんだりもするらしい。まったく、許しがたい連中である。話を聞いているだけで、腹がたつ。しかし、どうだろう。人の弱みにつけこんで法外な値段で物を売りつける商売といえば、歯医者もまた同じではないか。

患者さんの口を開けるなり、

「こんなになるまで、ほおっておいてダメですね。歯の磨き方も悪いんじゃないですか?」

などと、相手の弱みをつついて、

「これは思い切って全部治しちゃいましょう」

なんてことをいう。その言葉の裏には、無意識のうちにセラミックや金《きん》を使う高収入になる治療をしようとする意味が含まれている。

患者さんというのは、多かれ少なかれ、ムシ歯になった原因が自分の生活態度や食生活にあるという引け目があるものだ。歯医者はそこをうまく突くわけである。「ムシ歯になったのは、あなたのせいだから、多少お金がかかってもがまんしなさい」というわけである。場合によっては、いま治療しないと取り返しがつかなくなるような、脅迫めいた言葉まで吐くのである。「いま、この壺を買わないと、一生取り返しのつかないことになりますよ」といっているのと同じではないか。

もちろん、処置の遅れが原因で、抜かなくてもいい歯を抜く場合もあるだろうが、ここで問題なのが、「保険の歯じゃ、すぐダメになるから、思い切って、この際セラミックにしましょう」などということなのだ。

弱みを指摘された患者さんは、なすすべもなく霊感歯科医の思うがままだ。そして、これが、保険とちがって高い。保険なら一本二、三千円の歯が、十万円に跳ね上がるのだからたまらない。これが何本もあったら、あっという間に何百万円という金額になる。

保険医の看板をあげながら、保険のきかない歯を入れさせているのである。数千円の印鑑が、霊感商法で買わされると何万、何十万円になるのと、まったく同じ手口ではないか。

霊感商法は、初診料に相当するものをとるのかどうか知らないが、とらなければ歯医者のほうがタチが悪いことにならないだろうか。しばらく通院しないと、また初診料をとるようなヤリ口は、霊感商法だってないのではないか。

さて、そのセラミックや金の歯であるが、ヘタクソな歯医者にかかると寿命が極端に短い。ある患者さんの話では、一ヵ月もしないうちにパンをかじっただけで取れてしまったそうである。

これは、ごくまれなケースというわけではない。ウデが悪ければ金であろうとセラミックであろうとダメなのだ。

しかし、短期間でダメになるということは、歯医者はまた儲かる。壊れては治し、また壊れた歯を治す。このローテーションは歯を変えながら何年も続くのである。まるで、年度末の道路工事である。

印鑑を買った人の家には、しばらくしてまた、霊感商法の業者がくるケースが多いそうだ。今度はもっと高い壺を売りにくるのである。一度、成功した相手は何度も引っかかることを知っているからである。巷に大勢いながら、その正体を現さない霊感歯科医にご注意あれ。

儲け重視の歯医者の手口

最近の歯医者は、まるで流行りの飲食店やブティックのように、きらびやかな看板を掲げて開業していることが多い。しかも駅前の一等地に、である。

さすが、「削る」「冠せる」「抜く」「入れる」のローテーションを繰り返すだけあって、宣伝費と立地条件に投資できる金額も大きいようである。

当院は健康保険をやめて約半世紀になる。

健康保険では良心的な治療ができなかったから辞めたなんてことをいえばカッコいいのだが、じつは、自分の良心をちょっと麻痺させて健康保険制度をうまく利用すればガッポガッポと稼げると思ったらアホらしくなったというのが、本音である。

だから、いまだって保険医にもどれば、すぐに全国で有数の稼ぎ手になれる自信はある。

もちろん、その気はさらさらないが、私にとってはさほど難しいことではない。ちょっと、手の内をみせよう。つまり、こういう条件に当てはまる歯医者は要注意ということだ。

開業するには、県庁所在地か人口百万人以上の都市がいい。近くに歯科大学があることも条件の一つだ。

そして、まずその地域の歯科医師会の会長にコネをつくる。大学時代の仲間や先生、政治家でもなんでも使って、とにかく少しでも強いコネをつくるのである。コネができたら、会長のもとで半年程度、見学させてくださいと、無給で働く。

その間、会長のカバン持ちとして、歯科医師会の会合には必ず出席し、会の上層部に顔を売り、会長にかわいがられていることを意識的に鼓舞する。これで、開業時に「適正配置委員会」などによる開業制限や、妙な邪魔が入るのを避けることができる。

歯科医師会にも早めに入り、開業資金として医療金融公庫の低金利のお金をフルに使えるように準備しておく。

開業する場所は、その地区で一番利用客の多い駅で、駅前に商店街があって、それを新興住宅地がとりまいているようなところの駅前。駅からでてくる人の流れに沿った〝駅から一番近い歯科医院〟というキャッチフレーズが使えるビルで、雨が降っても傘なしで通院できるところをさがす。

この場所さがしが、ポイントなのだ。開業当初は、夜の九時とか十時まで診療していることを徹底的に売り込む。患者さんはウデや技術はわからないから、立地条件や便利さだけで沢山やってくる。

上りと下りの電車時刻表を裏表に刷り、医院名、電話番号、診療時間、地図も両面に刷りこむ。

これを半径三十キロ以内の郵便受けにアルバイトをやとって入れさせる。次は新幹線の時刻表、そして次はバスの時刻表というように、少なくとも三回は配り、総計二十回は繰り返す。

患者さんが高額所得者ならば、ケースによって保険外治療をすすめる。そこは、金持ちの優越感をくすぐるようなことをいえば、一発である。

開業に先だって、保険医と大きく書いた大看板をだすのも忘れてはいけない。これは患者さんを集める集魚灯である。保険証を持ってきさえすれば……。

また、歯科医師会の役員になることも重要だ。どんな端役でもいいから名刺に刷りこむと、これがマキ餌になる。大学の非常勤講師、ライオンズクラブ、ロータリークラブ、なんでもステータスになれば金をだしても入りこんで、名刺に刷りこむ。そして、何かにつけて名刺をばらまく。

これもコマセとしての効果がある。もっといえば、金を払って全国名医集とかいう、中身はいいかげんだが、装丁が立派な本やグラビアか立派な健康雑誌に登場させてもらう。そして、待合室においたり、患者さんに郵送したりする。その本の信頼性などまったく関係ない。

待合室は狭くし、表まで患者さんであふれんばかりに演出する。これで外をとおる人たちは、あんなに流行っているんだから、良い歯医者にちがいないと思うのである。

診察室にはイスを何台も並べる。このほうが見栄えもいいし、信頼度が増す。もちろん、自分ひとりでは患者さんの人数が限られるので、できれば免許とりたての若者を使う。このとき歯科大が近くにあることが生きてくる。

国家試験に受かっただけの右も左もわからない人間でも、資格さえもっていれば法律を犯すわけではない。

まあ、これで金ブチのインテリ風眼鏡をかけ、清潔感あふれる真っ白な白衣を着て、身だしなみと言葉使いに気をつけ、やさしそうな雰囲気と神経の細やかそうな目をしていれば、滅菌不完全でも名（迷）医のできあがりである。

さて、これまで述べてきたことの中で医療に直接、役立っていることがあるだろうか。患者という名の客を集めるために多大な投資をするだけである。大きな看板、多額の宣伝費、マスコミの利用……。昨今のグルメブームにのったレストランなどとまったく同じである。

レストランは一度行って、失敗したと思えば二度と行かなければいいが、歯医者の場合の失敗は、なかなかそうはいかない。駅前のレストランはたまに、つぶれてしまったのか店が変わることがあるが、駅前の歯科医院がつぶれたという話は聞いたことがない。

歯医者は、うまく投資すれば必ずもうかる優良株である。そして、その投資に使った金額を取りもどすために、歯医者は「削る」「冠せる」「抜く」「入れる」のローテーションを繰り返す。そして、歯の値段は上がるばかりなのである。

医療費控除は患者さんの味方だ

保険医の看板をだしていながら、足元を見られて高い歯を入れられたという経験をした人に、せめてもの救いは医療費控除である。一年間に十万円をこえて二百万円の医療費は、所得から控除され税金が安くなるというシステムである。

国民皆保険をとなえる厚生労働省に対し、財務省が現行のシステムでは、保険だけでは十分な治療がおこなえないだろうということで、治療費個人負担の一部を、税金を安くすることで国が面倒をみようとした処置のようなものである。

事実、差額ベッド、歯科自由料金にはじまり、初診料や健保家族一部負担金と現金が必ず動いているのだ。そのうち、年額十万円までの負担は、生きていくうえでの最低限必要な支出であり、それをこえた分は何パーセントかをその人の所得に応じて所得税を引きましょう、というのが医療費控除という制度である。

毎年、二月十六日から三月十五日までの確定申告のときに、前年度の医療費総計を申告すれば、個人事業主なら税金が安くなり、サラリーマンならば税金が返ってくる仕組みになっている。生命保険の支払いを申告すると、年末調整で税金が返ってくるのと同じである。

医療費控除の対象となる「医療費」とは、次のようになっている。

・医師、歯科医師に支払った診療費、治療代（通院交通費含む）

・買薬の購入費

・病院入院費、診療所や助産所への入所費

・あんま、はり、きゅう、マッサージ、指圧、柔道整復師に支払った施術費

・看護師、准看護師に療養上の世話を受けた費用

・助産婦に分娩の介助を受けた費用

・病院などへ入院するための自動車賃、交通費

法外な治療代をとられたが、仕事や地域の関係で歯医者とトラブルを起こしたくない。

そんなときは、せめて領収書をもらい、いくばくかの医療費控除で取り返すほうが賢明であろう。

医療費控除は、年々こまかい数字が変更されるので一律ではない。税務署にでかけて行き、直接ことこまかに聞くのが一番である。

税務署は何も税金をとるだけの鬼のような機関ではない。税金が安くなる方法も教えてくれるし、税金を返してくれるところでもあるので。

名医の「歯に衣着せぬ」アドバイス③

●良心的とは、なんぞや？●

良心という言葉はあっても、それに「テキ」をつけると、良心ではないが、なにか良心の真似みたいに私には思える。良心的な治療なんて、アンタ、何いってんのヨ。良心に従って診療することと、良心的診療には歯医者がいうときには天と地ほどの差があるのだ。

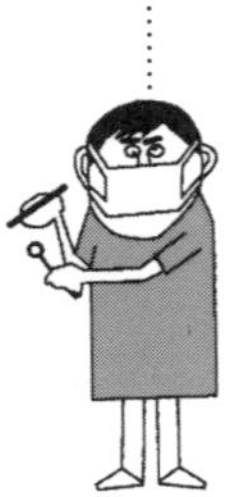

3 「噛めない入れ歯」で満足ですか

飛び出す入れ歯の謎

スタッフから聞いた話だが、最近は素人が写した動画を流すテレビ番組があるそうだ。やらせではなく本当のハプニングだから、とてもおもしろいという。なかでも、厳粛なムードの結婚式で起こるハプニングは、状況が状況だけに大いに笑えるという。人の失敗を笑いにするのは、はっきりいって悪趣味である。悪趣味でありながら、ひとごとは楽しいというのは、人間の悲しい性である。

知り合いの披露宴でもこんなことがあった。

結婚披露宴がはじまり、新郎新婦の前で、どこぞの田舎から出てきた風のオッサンが歌を歌っていた。あまりに下手なので、出席者はもとより、新郎新婦も仲人夫婦も笑いだした。歌っている本人も自覚しているようで、それはサービス精神のたまものという感じだった。

しかし、そこまではよかったのだが、笑いすぎて仲人の旦那の口から入れ歯が飛びだしてしまったのだ。そこで、また爆笑というオチがつけばいいのだが、仲人は新郎が勤める会社の重役である。みんな笑いをこらえたものだから、一瞬の静寂。その重役はかえって恥ずかしい目にあってしまったのである。

この手の入れ歯の話は、けっこう多い。

船に乗って釣りをしていた男がいた。釣り名人を自負する彼は、会社の後輩をつれて船に乗った。しかし、その日にかぎって後輩の竿ばかりに魚がかかり、彼の竿にはアタリさえもなかった。

そうこうして、港に帰る時間直前に彼の竿に、ついにその日一番の大物がかかったのである。彼は大喜び。思わず、高笑いである。しかし、その高笑いのせいで、彼の入れ歯は口から飛びだし、海の藻くずとなってしまったという。

私は、こういう話を聞くと確かにおかしいとは思うのだが、ただ笑ってばかりはいられないのである。笑っただけで飛びだしてしまう入れ歯とは、なんだ？　入れ歯自体に問題がある可能性が高いと考えてしまうからだ。

固いものが食べられないどころか、笑うだけで飛び出す入れ歯なんて……百歩譲って、欠陥品ではないとしてもその人にピッタリと合ってはいないことは確かだ。

入れ歯は最後の手段だ

当院の治療の原則は「根管治療」である。この治療法についてはⅢ章で詳しく述べるが、根管治療というのは、要は、歯を抜かず、天然歯を残すことを前提としている。自分の歯を使って噛むほうが自然であり、望ましいことはいうまでもないことだ。

患者さんの意見を集計したとすれば、おそらくほかの歯科医院で抜くといわれた歯のほとんどを残して治療しているといわれるだろう。

しかし、その原則を守ろうとしても、どうしても抜かなければならない歯もある。抜く歯とは、肉に埋まって横向きになっているオヤシラズや、グラグラになって邪魔で仕方がない歯など、不必要な歯のことである。

たとえ、〝根〟しか残っていないとしても痛みさえなければ、それは生体にとって必要なパーツである。外科医が痛んでもいない盲腸（虫垂）をとったりはしないのと同じだ。

一見不必要に見えても、人間にかぎらず生きているものにとって、それを取り去らなければならないという理由は一つもない。取り去るのは、痛い思いをしたり、生活に不便という確かな理由があるからなのだ。

根管治療中心の私だが、それでも年に何回かは入れ歯をつくる。そのつくりかたも、なるべく少なく、極力単純で、加えてアタッチメントなどという、金がかかるわりには予後不良、壊れたときには、前にも増して治療費がかかるものは避けている。

入れ歯はあくまでも入れ歯であり、いくら天然歯に近づけようとしても、しょせん異物なのである。入れ歯による外観の復活という意味からして、天然歯にかぎりなく近づけようとする考えは認めるが、異物であることには変わりはない。

複雑骨折をすると、骨折部分を固定するために金属を埋め込む、あくまでも止むをえずに、である。骨が弱いからといって、折れてもいない骨をわざわざ切断して人工骨や金属を埋め込みはしないだろう。

私は、偏見と独断とかいわれようが、医療というものはできるかぎり医者が人体に手を触れないこと、薬を与えないことだと考えている。

現在の健保制度はその出来高払いゆえに、やたらといじくりまわし、不必要な薬を山ほど与えたほうが、医者の懐があたたまるようになっている。

また、保険で認められていない方法、それもやたらと仰々しく、材料も輸入物を使って、多額の医療費をふんだくる方法が宣伝されている。

私は、医者や歯医者の本質とは、何もしないこと、患者さん自身がもつ自然治癒力を上手に引き出してやること、それが治療費を払っていただくことにつながるのだと思っている。

時と場合によっては、何もしないほうが、歯肉を切り、骨を削り、異物を埋め込むよりは、効果的な治療といえるのである。

確かに歯をなくし、不自由な思いをしている人にとって、顎の中に金属を埋め込む手術は、「天使のささやき」のように聞こえるかもしれない。

しかし、この大手術の失敗例を見るにつけ、ますます歯を抜かないこと、これを守れば、こんな悲惨なことにはならないと痛感するのである。

現実に歯を失い、入れ歯をしている人で、入れ歯の具合が悪くて噛めない人や痛い人は、この後で述べる入れ歯の正しいつくりかたをじっくり読んでもらいたい。そして、あなたの受けてきた治療法、入れ歯づくりと比べること。

どんなにお金をかけようが、方法をまちがえてはちゃんと噛める入れ歯はできないのである。

天然歯を生かすのが、歯の治療の基本である。自然治癒力を引き出すために歯を残し、各歯牙にとってもっとも健康な状態をつくり、抵抗なく物を噛め、それにより心身ともに健康を保つようにみちびいていく。そのために何をすべきか。これが歯医者のあるべき姿と信じる。

入れ歯づくりは間違いだらけ

パーソナルコンピュータという名称をつけていても、「パーソナル」とはいいがたいのがパソコンである。まだまだ、手作業のほうがいいことがたくさんある。何でもコンピュータを利用しようとするのが、そもそものまちがいである。

便利で新しいものを手に入れても、卓越した知識、技術によってのみ生かされるものには、あまり飛びつくべきではないし、未完成のものに多くの金をかけないことが大切なのである。

入れ歯を作るときには咬合器《こうごうき》という器具が必要である。上と下の顎の模型をつけて噛み合わせをみるためのものである。私は人工歯用の単純な咬合器を使う。

しかし、天然歯により近い歯をつくる場合には、何百万円もする咬合器を使わなくてはならない。その咬合器は顎の関節の動きをあるところまで再現するのである。

けれども、「あるところまで」なのである。その咬合器の石膏模型は、上顎がもちあがり、下顎は技工台にピッタリと座ったままの代物である。ちょっと口をあけて噛む動作をしてみればわかるはず。人間は下顎を下げて口をあけ、噛むときにはその下げた下顎を上に向かって噛んでいくのである。

歯科医の間では、顎の運動を前方側方位とか正中位などと、患者さんが知っても何の足しにもならないことを論じているが、百歩ゆずって顎の運動をとらえているとしても、人間がものを噛むときは下顎が動くのに、模型では上顎を動かすようになっている。つまり、下顎を固定した模型になっている。

運動不足の人のために、また場所をとらずどんな天気の時でもジョギングができるように、床が回転するベルトになっていて、その上を人間さまが走るルームランナーとかいうマシンが流行ったことがあった。人間が進むのではなく、床が後退していくという、このアベコベは歯科医が使用している咬合器と同じである。

このマシンは走るという行為としては不自然でも、運動としての効果は認められる。

何やら二十日《はつか》ネズミがくるくるとまわるカゴの中で走っているようで好きにはなれないが、それでも走っていることには変わりはない。

しかし、「物を噛む」「食べる」「食いちぎる」という運動を再現するために、上の歯の模型だけ動かして正解だろうか。走るのとはわけがちがうのである。逆方向の運動をさせて、入れ歯の大家と称する人たちは満足していていいはずがなかろう。

自動車の走行テストは、テストコースで車を走らせ、坂やカーブやヘヤピンを通過し、さらに何万キロという距離と熱帯、寒帯、悪路、水路などを走らせている。

咬合器の下顎が実生活の人間のように動き、それで調節した入れ歯でなければ、私は信じない。

現在のそれは、シュミレーターで運動しているのと同じである。下顎を地面に置いたままの咬合器を改良しようとしない意識がないどころか、上顎が動く咬合器になんの不信感さえ抱かずに、どうでもいいようなことに力を入れているのが、いまの入れ歯屋である。

私も高価な咬合器を使ってみたことがあるが、一年もしないうちに従来のものと大差がないことに気づき、使うのをやめてしまった。

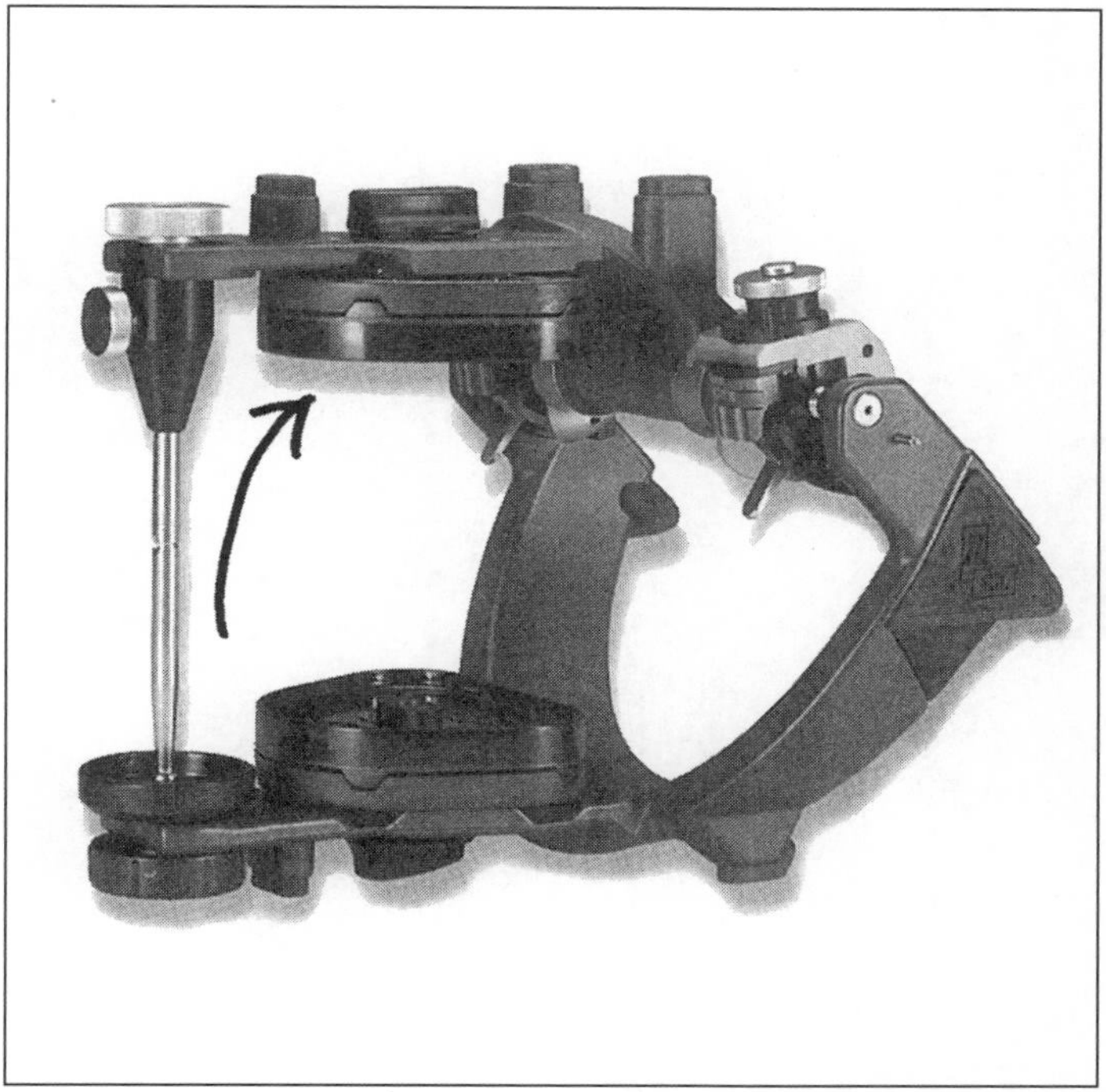

入れ歯をつくる“咬合器”。一台何百万円もするものもあるが、すべて歯型モケイの上アゴをもちあげるようになっている。

アナタ、今、口を開けてごらんなさい。
下のアゴが下り、上のアゴはそのままでしょ。まるで自転車をサカサマにして修理してるようなものだ。

歯医者は、その愚に気がつかないのだ。

練習用の入れ歯をつくるワケ

根管治療をモットーとしているが、私でも、入れ歯をつくることもある。ほかの歯医者で抜かれてしまった人や、自然脱落の患者さんの入れ歯である。

入れ歯をつくるには上下の顎、そして残っている歯の模型をとり、咬合器を使って患者さんの噛み合わせどおりに取り付ける。入れ歯の原点はヘタに口の中を傷つけないことだから、模型づくりには細心の注意が必要だ。

人間の顎の運動には、その左右の両関節に中心があるという説と、この複雑な動きを模型に再現するには不可能だとする二説がある。

私は後者の説をとる。

また、入れ歯の大きさも二説あり、異物であるから小さめにつくるべきというものと、異物である以上、患者さんに慣れてもらうしかないのだから入れ歯の安定のために大きくつくる方法とである。

私はこの中間で入れ歯をつくる。

まず、いままで入っていた入れ歯のどこが不満でつくりなおす気になったかを聞く。そして、練習用の入れ歯をつくる。練習用は少し大きめにつくり、痛みのある箇所や舌、顎の動きに邪魔な部分は、削っておく。

ついで、歯の色、型、大きさ、歯並びを修正して二個目をつくる。そして、必要に応じてもう一個、歯科医として、もう少しここはこうしたかったというような箇所をチェックしてつくる。計三個つくるわけだ。

これは入れ歯が壊れたときに便利だし、海外旅行中などの予備としても使える。

このようにつくっても、入れ歯は異物であることに変わりはない。だからこそ丹念に型取りをする必要があり、練習用をつくり、こまかいところまでチェックするのである。

これを怠って、高い咬合器を使い、高い材料を使うだけで、良い入れ歯ができたと思っている入れ歯屋がなんと多いことか。

思い出してごらんなさい。自分が入れ歯をつくったとき、たった一回で入れ歯をつくり、高い金をとられたときのことを。これで、痛くなったり、うまく噛めないのは当たり前だということがおわかりのはずである。

良い入れ歯と悪い入れ歯は、どこがちがうのか

入れ歯を作りにくる患者さんの中には、何度かほかの歯医者でひどい目に遭っているからなのか、歯医者というだけでやたら神経をとがらせ、治療をする私に身体をあずけてくれない、十分に信頼をしていないと思われる患者さんがいる。

私は、そう感じたときは、入れ歯づくりに手をつけない。

医療とは相性でもあることは、すでに述べた。信頼関係が根本になければ、入れ歯は異物にすぎず、結局、噛めないものになってしまうのである。だから、勝手なようだが相性の悪い人は、こちらからお断りしているのだ。

入れ歯に大切なのは、信頼関係のほかにウデ、つまり技術である。そして正確な型をとる作業、歯科界では、これを「印象」と呼ぶが、この作業を正確におこなうには、私が指定する材料をそろえてくれる材料店がなくてはならない。

相性とウデ、材料、そして材料を私の気に入るように用意してくれるアシスタントも大切である。加えて、正確な印象がとれたあとに、それを入れ歯につくりあげる優秀な技工

士がいなくてはならない。

こうして、やっと患者さんに満足してもらえる入れ歯ができあがる。

では、悪い入れ歯はどうしてできるのか。それはいま述べた中のどこかの部分が欠けているか間違っているのである。

入れ歯は「型をとるとき」「そこに石膏を流すとき」「石膏上で人工義歯を並べるとき」「プラスチックで仕上げるとき」など、いくつものプロセスを経てできあがる。その一つでも狂えば入れ歯は合わない。

私は合わないとき、どこかのプロセスにミスがあったのだと、最初からやりなおすことにしている。それを未練がましく、あっちを削り、こっちを削りとやっている歯医者が実に多い。最初からつくりなおしたほうが、よほど時間の節約になるはずなのだが……。

あげ句のはてに、

「あなたの噛み方が悪い」

「そのうち慣れる」

というセリフをはく。自分の未熟さを患者さんのせいにしているのである。

入れ歯は石膏模型の上でつくる。石膏は硬いが、人間の歯肉はやわらかい。硬い石膏の模型でつくられた入れ歯は、やわらかい歯肉を押し、痛むことがある。頬の歯肉境目も、石膏の上では、はっきりとでてこない。だから、入れ歯が大きすぎると、頬のあたりまで痛んだりもする。

また、模型には頬がついていないから、物を噛んだとき、同時に頬（の内側）まで噛んでしまうものができることがある。

これらは、「あなたの噛み方が悪い」わけでも、「そのうち慣れる」ものでもない。歯科医、衛生士、材料屋、技工士の技術が一つになり、やっと上質の入れ歯ができるのだ。そして、患者さんの使い方で、噛めるようになっていくのである。

それでも、入れ歯の使用中に痛いところがでてくることもある。私のところでは、そんなときすぐに連絡してもらうことにしている。入れ歯の調整は十五分程度あれば大丈夫。電話をもらった当日でも、調整が可能だ。私のスケジュールには二、三十分の余裕はとってある。患者さんの都合さえあえば、当日に来院してもらって調整するのである。

忙しい最中、入れ歯の調整のために何十分も待合室でまたされてはかなわないと、外したままにいていている患者さんが本当に多い。入れ歯は、口の中にあってこそ入れ歯なのにである。

歯科医と患者さんが衛生士、材料屋、技工士の協力でつくった入れ歯を、口に合うように微調整していくものなのだ。

いくらプラチナや金でつくった入れ歯でも、未熟なスタッフがつくったのでは、入れ歯としての価値はゼロである。貴金属としてなら、何も入れ歯にすることはない。指輪にでもしたほうが、奥さんも喜ぶというものだ。

入れ歯が合わない本当の理由

オタクというと語弊があるかもしれないが、実は、「入れ歯オタク」というか、入れ歯コレクターとでもいいたくなるような人がいる。健康保険で安くつくれるからか、転院を繰り返し、入れ歯だけで何個、あるいは何十個ももっているのである。

ちゃんと合っている入れ歯をもっていて、コレクションしているならいいが、そうでない人もいる。どこの歯医者でつくっても合わない人である。そういう人は上手な歯医者にめぐり会えなかったか、心に問題があるかである。

心の問題とは、マスケッデン・デプレッション（仮面うつ病）にかかっていることである。

平和な毎日が続き、地域社会の崩壊、核家族化……。対人関係が希薄な世の中で、自分のいうことを本気で聞いてくれる人が少なくなる。心の不安、ストレスなどを誰かに聞いてもらいたくても、話し相手がいないのだ。

ご主人の転勤や引っ越しによって、隣近所とのコミュニケーションがなくなると、心の中のモヤモヤを聞いてくれるのは医者や歯医者となるケースが多い。

コレクタータイプとはちがい、この「仮面うつ病」の患者さんの特徴は、訴えが一様でないことがあげられる。右が痛いといった翌日、左が痛いというように、とにかく一定しない。

拒否反応が強いのである。更年期の女性も入れ歯に対して拒否反応が強いが、逆に小児の入れ歯、永久歯が生えるまでのスペース保持のためのものは、百発百中というほどよくなじむ。子どもは環境に順応しやすいからである。

いつまでも、自分の歯で噛んでいたころと、まったく同じになるような夢を追えば追うほど、合っている入れ歯を合わないものにしてしまうのである。

名医の「歯に衣着せぬ」アドバイス④

●二十代前半男性は歯磨き無精●

歯の健康に関する実態調査は次のとおり。この調査は首都圏に住む十六歳から六十四歳までの男女、約八百人を対象に実施された。

それによると、一日に歯を磨く平均回数は、女性の二・四回に対し、男性は一・九回。

年代別で見ると、女性では、二十歳代前半（二・七回）が最も歯磨きの回数が多く、四十歳代前半（二・二回）が最も少なかった。男性では、二十歳代前半（一・六回）が最も「歯磨き無精」で、四十歳代後半（二・二回）が二番、回数が多いなど、男女差がクッキリ表れている。

明眸皓歯は、いつの時代も美人の条件だ。

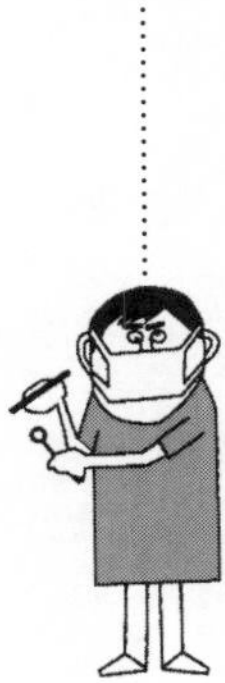

Ⅲ章

歯は「抜くな、削るな、冠せるな」

1 インプラント治療のアブナイ現実

インプラント治療って大丈夫なの？

インプラント治療に不安を感じている人、インプラント治療を受け、不信感を抱いている人は多い。

インプラント治療は最先端であるというイメージの陰に、インプラント治療をめぐるトラブルが非常に多いせいもあるだろう。

また、歯科治療の中で、外科手術をするということに不安を感じている人もいるのではないか。

そして治療費が高いというので二の足を踏んでいる人もいるだろう。

戦いに勝つには、まず敵を知ることが大事だ。

十分な説明もなくインプラント治療を受け、その結果苦しんでいる人、インプラント治療を前にして、不安に押しつぶされそうになっている人は、まず、インプラント治療とは何なのかを知る必要があると思う。
その構造、術式、治療費がどのようになっているかなど、諸々まるごと説明しよう。

構造

一般的に思い描くインプラントは、その構造から3つの部分に分けられる。

・インプラント体（フィクスチャー）
・アバットメント
・上部構造

インプラント体

骨の中に埋まっている部分のこと。ネジ状のものとシリンダータイプ（試験管のような形）のものがある。

素材は、チタンが一般的で、人体に生着しや

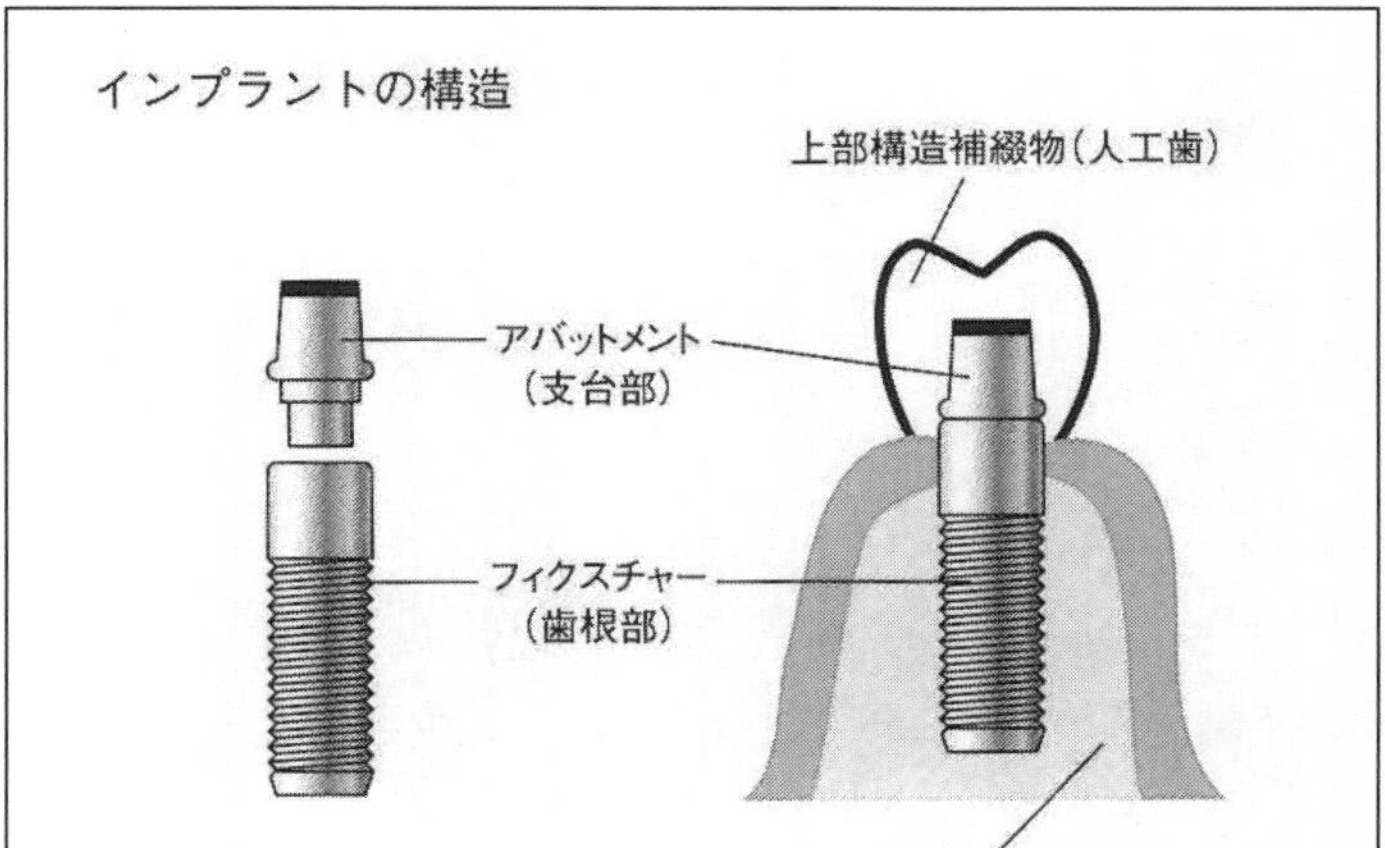

すいように、表面にはインプラントのメーカー各社いろいろと工夫をしている。長さ、太さはさまざまな種類があり、骨の状態に合わせて使い分けることに一応は、なっている。

これらの材料を仕入れるときは、いろいろな種類を少しずつ仕入れるよりも、一つの種類をたくさん注文したほうが安いので、骨の状態なんて知ったことかと、どこの歯の部位でも関係なく、一種類のインプラントを埋入する歯医者もいるので注意が必要。

アバットメント

インプラント体と上部構造をつなぐ部分。上部構造の土台となる。

また、1回法という術式で使用するものは、インプラント体とアバットメントが一体となっている。

インプラント体とアバットメントの接続は、ネジがオスとメスになっていて、そのネジの構造は各メーカーで異なっている。そのため、インプラント体とアバットメントは、同一メーカーのものでないと接続できない。

ちなみに、使い回しをやっていたとかいう歯医者は、アバットメントを歯科技工所に独自に注文して作らせていた。

この場合、インプラント体とアバットメントは接続できないので、セメントで合着させることになるが、セメントによる合着は、添付文書で禁止されている。

上部構造

これはいわゆるかぶせ物で、実際に口の中に見えている部分。
取り外しできる可撤式と、一度入れたら外さない固定式とがある。

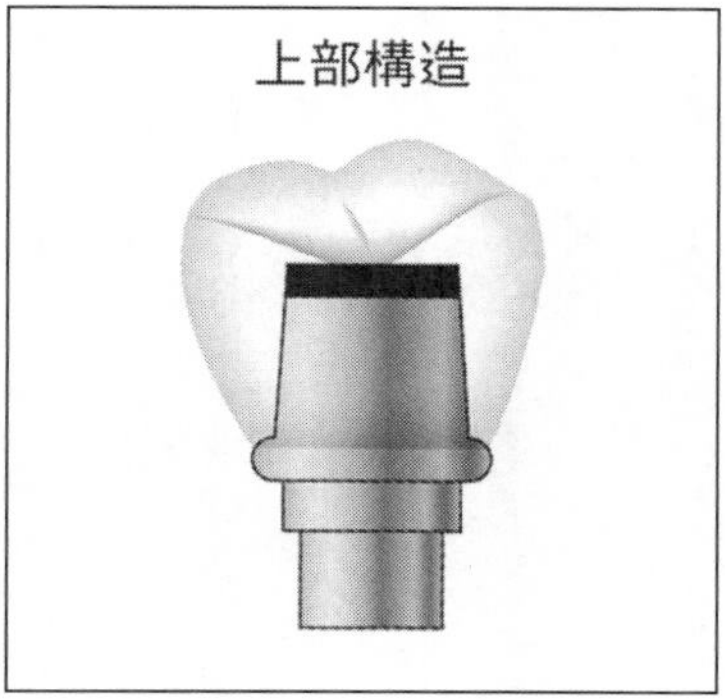

その素材はいろいろあるが、大きく分けて、白いもの、金属で出来たものに分けられる。
一般的には、せっかくインプラントにしたのだから審美性の観点から白いものを入れたいという人が多いようだ。その選択は決して間違ってはいないのだが、少し注意が必要である。
というのは、インプラントと骨の間には、歯根膜が存在しないのである。

歯根膜とは、歯と骨の間にある膜のことで、歯に加わる圧を感知する。例えば、食べ物に異物が入っていたりして、ある一定以上の力が加わり歯や骨に危険が迫ると、これを感知し反応を起こして、顎を開く反射が起きる。

しかし、この歯根膜がないと、思わず何かを噛んでしまい、歯や骨に危険が及んでも、気にせず噛みこんでしまう。

そのため、金属ならいざ知らず、白い歯、つまり陶材でできた歯では欠けてしまう可能性がある。

また、欠けるだけならまだよいが、強すぎる咬合力はインプラント体の生着を破壊してしまう可能性があるので、定期的に調整を受ける必要がある。

術式

痛くて怖いイメージのあるインプラント。

そのイメージは必ずしも正しくはないだろう。

まず、当然のことだが、インプラント手術をする前には局所麻酔をする。

いやいや、その麻酔が痛いんだという人もいるかもしれない。

そういう人には、その前にあらかじめ表面麻酔をしておけばよろしい。それにより、最初の針を刺すときのチクッとした痛みがなくなる。

また、最近は、静脈内鎮静法（ＩＶＳ）というものもある。

この麻酔では、話しかければ受け応えはでき、記憶には残っていないという、うたた寝状態になる。つまり、起きたら全部終わっていたということになる。

全身麻酔という方法もあるが、これは体力の消耗が激しいのであまりお勧めしない。

さて、麻酔が終わると、いざ手術開始となる。

その様子を簡単に言うと、まずは、歯茎をザックリ切ってぺろりとめくる。

歯茎をどう切るか、どのくらい深く切るかは、その歯医者のウデ次第。きれいに小さく切れば、術後の治りはいいが、手術が難しいと、大きく切れば手術は楽だが、治りは悪い。

手術の前に、歯医者が、どのくらい切って、どうインプラントを植えるかイメージできていることが大切である。

初診で行って当日即手術なんてもってのほかである。

歯茎をめくったら、骨の幅や高さを確認する。

最初は1本細いドリルを入れる。そこにピンを立て、ドリルの方向が正しいことを確認したら、少しずつ低速でドリルを太くしてく。

ここでのドリルの方向確認が非常に重要で、誤った角度にドリルを入れていることに気づかないまま進めてしまうと、インプラントが斜めになってしまったり、前歯の表面にネジ穴が出てしまったり、上部構造が出っ歯になってしまったりすることもある。

また、このドリルを使う際、骨の状態を確認することも重要である。

皮質骨（表面の硬い骨）の厚みや、海面骨（皮質骨の下にある柔らかい骨）の硬さ、あるいは、ドリルが骨から突き出したり、神経までいったりしていないかを確認する。

インプラント手術にようやく、慣れてきたぐらいの中堅歯医者は、変に自信を持ってしまい、この過程を軽視しやすい。

そんなのやらなくてもわかってるよ、と。

だから、事故が起きるのである。

本当のベテラン歯医者は、こういう一見些細なことをとても大切にする。

ウデのいい歯医者全般に言えることとは、彼らがいい意味で臆病であるということだ。

埋入予定のインプラントと同じ太さまで、ドリルで穴を広げたら、いよいよインプラント体を埋入する。

決まった力で慎重に入れていかなくてはならないが、ある先生は、ボクの見ている目の前で、下顎の前歯の部分の骨を割った。

骨折である。

もちろん患者は、都合よくうたた寝中なので、骨を割られたなんて知るはずもないし、その後も知らされるはずもない。

なんだか見てはいけないものを見てしまったようで、バツが悪かったが、その先生曰く、「骨折は治るからね」ということであった。確かにインプラントがうまく生着するかどうかは別として、骨折は治るだろう。

術後、患者の下顎が腫れたことはいうまでもない。

まぁ、それはそれとして、首尾よくインプラントが穴に収まったら、キャップをして、歯茎を閉じる。

インプラント手術の一回目はこれで終了であり、1週間程度で糸を抜く。

ここから2回目の手術までは骨の状態に応じて、3ヶ月から半年ほど間をあける。

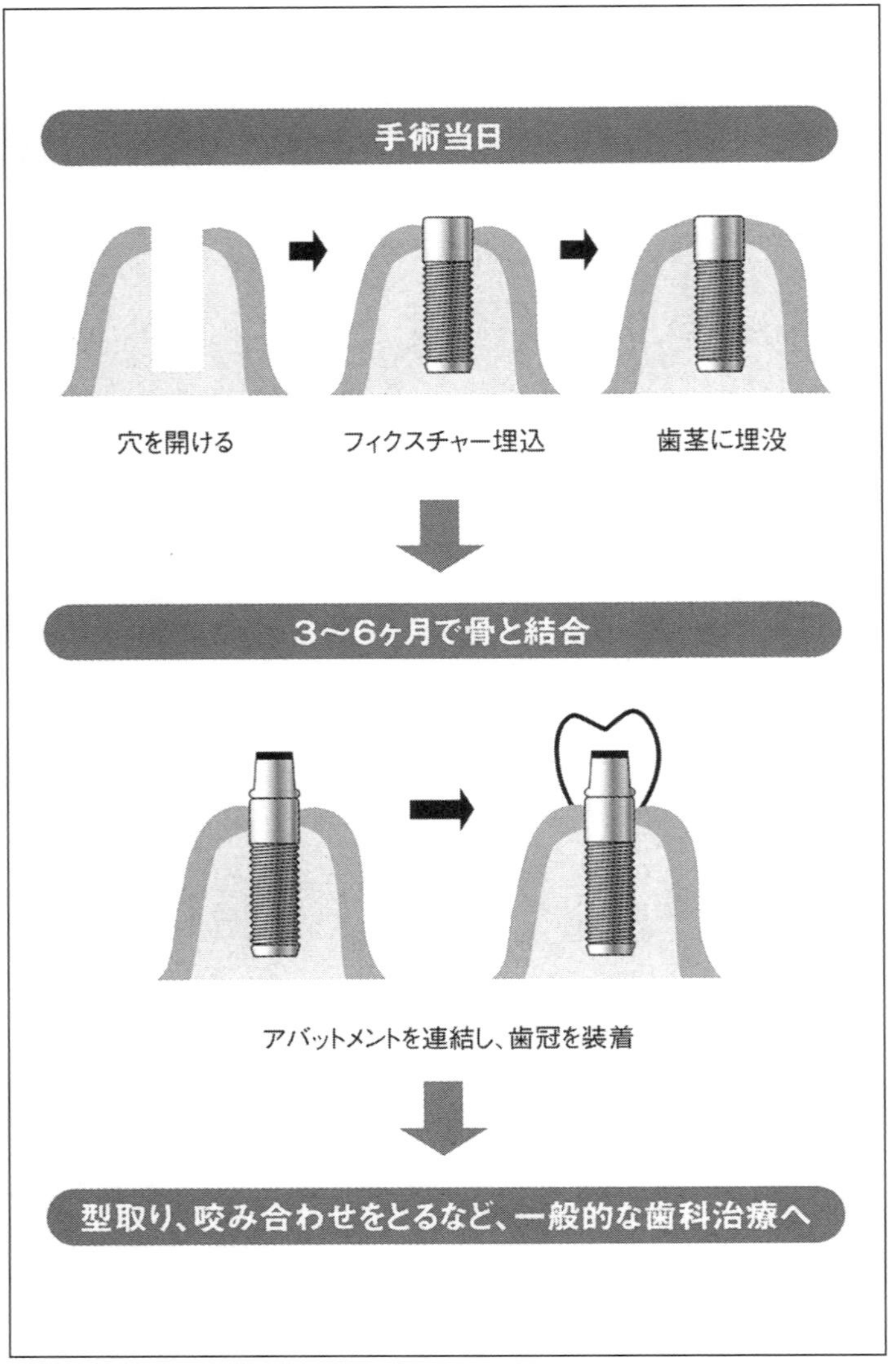
手術当日
穴を開ける
フィクスチャー埋込
歯茎に埋没
3～6ヶ月で骨と結合
アバットメントを連結し、歯冠を装着
型取り、咬み合わせをとるなど、一般的な歯科治療へ

これが『**生着**』の期間である。

インプラント表面は、様々に工夫がしてあり、骨性癒着を起こしやすいようにしている。癒着というと聞こえがあまりよくないかもしれないが、この場合の癒着は、インプラントを安定させるために欠かすことのできないものであり、体には、かなり必要なものでよい癒着である。

この癒着のことを、わかりやすいようにこの本では『**生着**』といっている。

骨も新陳代謝を繰り返しており、この過程で、インプラント体と癒着する。これに必要な期間が3ヶ月から半年なのである。

この期間、最も気をつけなくてはならないのが、感染である。

転んですりむいた傷が膿んでしまいやすいように、ドリルによって傷つけられた骨とインプラントのすき間は、口腔内に無数にいる細菌たちには、格好の住処となる。そして、感染を起こした場合、インプラントは生着せず、結局除去することになるケースが多い。

このインプラントが生着するか否かというところに、まさにインプラント治療の成否がかかっている。

歯茎の中で、十分に生着を熟成させたら、もう一度歯茎を開き、アバットメントを接続して、再び歯茎を閉じて傷が癒えるのを待つ。（正確には、ヒーリングアバットメントとかヒーリングキャップとか言われるもの）

ここまでくれば、インプラント手術自体はほぼ成功といってよいと思う。しっかり生着したインプラントは、それまでに比べると感染に対してもいくらか強くなっている。

ちなみにこの手術の説明は、２回法といわれるもので、ほかに１回法といわれるものもある。

１回法では、インプラント体とアバットメントが一体化したものを使い、ここまでを１回の手術でやるというものだが、インプラントを入れる部位や骨の状態によって１回法が行えるケースは限られている。

あとは、２週間から１ヶ月待って、傷が癒えたら上部構造の型採りを行う。そして、上部構造とセットとなる。

術式は以上。手術の話を終了する。

メーカー

意外と重要なのが、口の中にどのメーカーのインプラントが入っているかである。

それはなぜか。

入れるときはいいとしても、重要になるのはインプラントを外すときだ。

アバットメントは、頭が出ているから、何かしっかりつかめるものがあれば、どうにか外すことはできるが、インプラント体は歯茎の中、骨の中にある。

グラグラしている場合は別である。骨が溶けているので、普通の抜歯と同じ要領で抜ける。

しかし、そうでない場合も当然インプラントを除去する場合はあるので、インプラントを除去するための器具が存在する。

が、しかし、今までさんざん述べてきたように、インプラント体及びアバットメントのねじ切りは、各メーカーごとに異なっているのだ。

まったく融通のきかない話である。

似たような構造のものなら違うメーカーの除去器具で外せることもあるが、最悪のケースでは周りの骨を削ってインプラントを外すということになるのでご注意を。

そんな訳で、インプラントがこれから実施する予定の人は、打つ前、あるいは打ったときに、インプラントをすでに打っている人は、今からでも歯医者に、どこのインプラントが入っているのか確認しておいたほうがいいだろう。

ちなみにその際、インプラントの太さも聞いておいたほうがいい。

付け足しの付け足しで申し訳ないが、一つのメーカーから複数のインプラントの種類が出ているので、できれば品番もほしい。

しかし、万が一転医することになった場合、その歯科医院が取り扱っていないメーカーのものだと、対応できないと断られるか、除去を勧められる場合もあり、取扱っている歯科医院が多い、ある程度名の通ったメーカーのものを使うことをお勧めする。

治療費

インプラントは高いというイメージがある。

それは当然だ。保険外治療なのだから。

保険外治療というのは、いくらにしなくてはいけないという決まりがない。

1万円としようが100万円としようが自由である。

というところから、安くすれば敷居が下がって患者もたくさん来るだろう、患者も気軽に入れるだろうと、1本10万円などという治療費で行っている歯科医院もある。

そんな治療は単なる安易な薄利多売。

10万円。

ちょっと高いけど出せない額ではない。

ちょっとためしに治療してみようかしらと思ってしまう値段設定だ。

世の中そんなに甘かぁないですよ。

ダンナ、安いには安いなりの訳があるに決まってるじゃないですか。

まず、最初に『訳』として考えられるのが、単純に安物のインプラントを入れる。

安いインプラントはまずいのか?

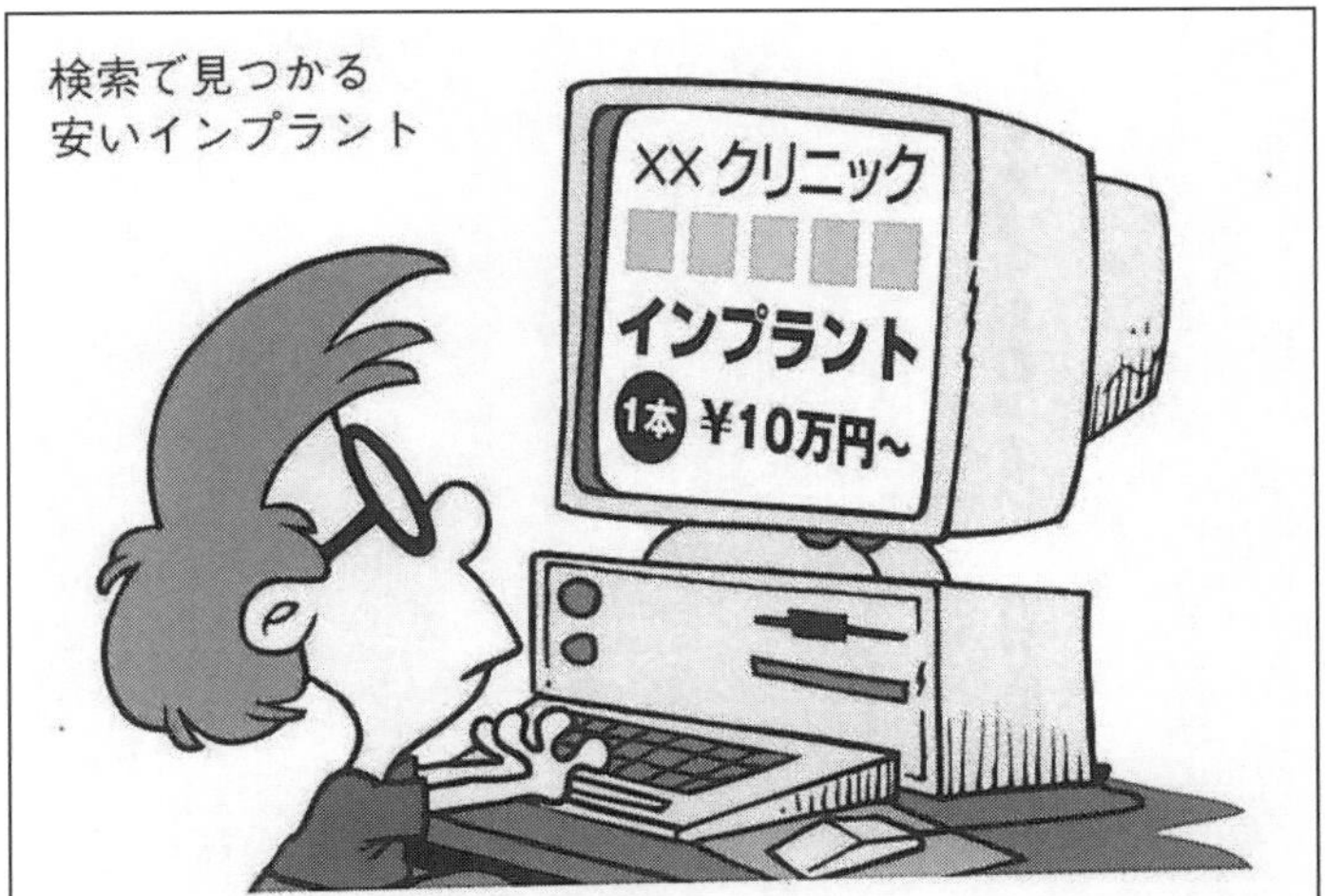
検索で見つかる
安いインプラント
XXクリニック
インプラント
1本 ¥10万円~

まぁ、まずいね。

高いインプラントは、シリアルナンバー入りでしっかりと品質管理がされている。

それに比べ、安物のインプラントは、インプラントに出来不出来があってもお構いなし。

インプラントが骨の中で折れたというケースもある。

そして、中国の歯科材料には日本で禁止されている金属が含まれていることは最近話題になったばかりだ。

中国、韓国など多くのアジアの国々でコピーインプラントが作られている。

インプラント本体の値段の高さは、信頼性だと思っていい。

ただし、高いインプラント本体だから成功する、安物だから失敗すると単純に割り切ることはできない。高いインプラントを使っても失敗するときは、失敗する。

次に、値段を下げるために、インプラント手術の衛生環境をないがしろにするという方法もある。

手術用の滅菌グローブをしない。手術着を着ないで普段の白衣で手術する。手術用の帽子をかぶらない。ドリルを滅菌しないでアルコールで拭いて、すぐ次の患者に使う。

やる気になれば手を抜けるところはいくらでもある。最悪、使い回すという方法だってある。

患者にはどこで手を抜いているかわかるはずがない。

そういう歯医者は、まずはお試しにと初めてインプラントを入れる患者が大部分だし、そしてその多くがトラブルを抱えて次は違う歯医者へ行く。

こうした歯医者は、患者との出会いは一期一会だと思っているのだろう。

ちなみに使い回し疑惑があったとかいう歯医者は1本17万円で治療していたそうだ。

これを安いととるか、高いととるかはあなた次第。使い回している割には高いなというのが私見である。

まぁ、ルイヴィトンのバッグが5千円で売っていたら、誰だって偽物かなと疑うだろう。

インプラント1本5千円では、あからさまだと思ったのだろう。

CT

近頃、ようやく歯科用CTが普及してきた。

インプラントを行う上で、CTの撮影は不可欠である。

しかし、その歯科医院にはＣＴがあるかないかということは、この場合まったく重要ではない。というのも、ＣＴやＭＲＩ撮影専門のセンターがあるので、仮にその歯科医院にＣＴがなくても、そこに患者は撮影に行けばいいだけだ。わざわざ撮りに行くのがいくらか面倒だというだけの話である。

そして、ＣＴはあくまでも画像。

それによって、今まで不可能だったものが可能になるというわけではない。

ただ、ＣＴ撮影により、術前の骨の状態、神経や解剖学的構造物までの距離が確認でき、イメージがつかみやすくなる。

このメリットゆえにＣＴは不可欠なのであるが、残念ながら、撮影することで満足してしまうダメ歯医者や、せっかく撮ってもそこから何も読み取れない歯医者もいるので、くれぐれも気をつけなくてはならない。

せっかく撮ったのだから、患者はその画像の説明を求めるようにしたほうがいい。

その説明が、いまいち腑に落ちなければ、そこでのインプラントをやめるか、とことん質問攻めにするくらいの気構えで臨むべし。その説明から、その先生がどの程度画像が読めているか推測しなくてはならない。

そのためにも最低限の予備知識は、身につけておかなくてはならない。

インプラント治療をすすめられないもう一つの理由

歯科医がインプラント治療をおこなうのは、歯のない人、つまり多くは年を取った人たちに対してである。当然、体力的にも衰えている。

この手術には全身的なケアをするための解剖学や生理学について、きちんとした知識が必要である。加えていえば、歯がなく骨も薄いケースでは、全身的病理学にも精通していなければ心もとない。だから、インプラント治療は危険なのである。

そもそもインプラント治療に反対だが、その中でも以下にあげるケースでは絶対に行ってはいけない。インプラント手術は、少なくとも患者さんの身体の状態が整っていなければ、危険すぎるのである。インプラントをおこなってはいけない状態を列記する。

・心筋梗塞
・ＡＩＤＳ

・衰弱型または感染型の肝炎
・妊娠中
・顆粒球菌減少症
・重症の糖尿病
・慢性で重症のアルコール中毒

ここであげただけでも、内科から婦人科の知識が要求されている。そして、次のものも要注意されている。

・長期のステロイド使用
・慢性糖尿病
・血液疾患
・膠原病《こうげんびょう》
・悪性腫瘍
・手術を要すると思われる骨膜炎

・性格障害
・薬物依存症
・精神病
・慢性腎疾患／腎臓病
・化学医療を受けているもの
・粘膜の水疱性疾患
・代謝異常、骨粗鬆症《こつそしょうしょう》、大理石病
・内分泌障害
・慢性的アルコール、タバコの服用

以上である。

前記のインプラントの全身的禁忌症（手術をおこなってはいけない症状）は、それ以前に血液、生化学、尿検査などの臨床検査もおこなうべきである。

インプラント治療は、決して無意味な治療ではない。

しかし、今ある歯を残す努力、あるいは、歯を残すための基本的な治療の技術を習得しようともせず、安易に楽で収入になるという理由だけでインプラント治療に走る歯科医師。そして、自分のことにもかかわらず、何も知らず、何も調べようともしない患者その双方に問題がある。

参考までに当院の治療費は、円高がすすんだために、世界のトップクラスになってしまっているようだが、歯を一日で治し、一人の患者さんにゆっくり時間をとり、痛くなく、そして治療後は十年単位で再治療の必要なしとなると、これは安いと思うのだが……。

そうでなければ、日本中はもとより、世界中から、看板も出していない私の医院に、患者さんがあらわれるハズはないでしょうが。

名医の「歯に衣着せぬ」アドバイス⑤

●指を削ってもいいですか●

アナタ、指をケガして、外科のドクターに指を削りましょう、取りましょうといわれて「ハイ」と答えますか？削ったあとに金を冠せる、無くなった指の代用として掌に何かを埋めてもらいますか？

手足合わせて指二十本、歯はオヤシラズをはぶくと二十八本。指だったら、手に残してくれというでしょうに。歯を抜いたらもう二度と生えてこないんですヨ。インプラントの前に考えること、たくさんありますヨ。歯を残す治療でも、そんなウデのいい歯医者を探すことです。

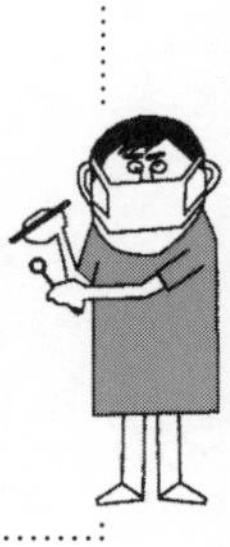

2 なぜ、「天然歯を生かす」工夫をしないのか

自然治癒力を引き出す治療の必要性

患者さんが歯医者に治療に行く。

「わっ、こりゃひどい！　こんなになるまで、よくほうっておいたもんだ。すぐ、抜きましょう」

こんな歯医者もいる。しかもたくさん。こんなことをいわれたら、歯医者のペースに乗せられて、すぐに抜歯されてしまうだろう。

そして、その後は当然のことながら、ブリッジや入れ歯（義歯）・インプラントへと向かう。抜歯→ブリッジや入れ歯・インプラントというプロセスで、歯医者も儲けるのであるから。

この治療法（?）なら、確かにムシ歯の痛みはなくなる。そして、患者さんも「しっかり、治療してもらった」という、束の間の満足感を得ることができるだろう。

けれども、歯の治療とは何かという問題を考えれば、「天然歯を生かす」ことではない

だろうか。瀕死の状態で苦しんでいる歯を再生させるのが、本来の治療であり医療であろう。

ムシ歯を抜く。これは、いいかえれば頭痛がする患者さんに、

「では、首を切り落としましょう。楽になりますよ」

と、いっているようなものだ。（名医の「歯に衣着せぬ」アドバイス⑤参照）

目ヤニがすごいんです……目ん玉をくり抜きましょう。爪がはがれて痛いんです……指を切り落としましょう。ムシ歯で歯が痛いんです……歯を抜きましょう。いってみれば、同じことではないだろうか。

頭痛がすれば、ふつうの医者なら、その原因を探り、頭痛を治すために治療をする。目ヤニにしても、原因を探り、治療を施す。爪も同じ。薬をぬり、痛くないような治療をする。苦しんでいる患部を〝再生〟するための治療をおこなうわけである。

歯も同じである。再生のための治療を施すのが、本来の意味での治療のはずだ。歯は、安易に抜いてはいけないのだ。

歯医者にとって「歯を抜く」ということは、一番ラクな方法である。インターンの学生でもできる簡単な技術なのである。そうは、思わないだろうか。技術に自信のない歯医者にとって、〝救い〟になる治療法ともいえるのである。

そして、すでに述べたが、リスクの大きいインプラントや合わない入れ歯を入れたあげ句に、大金を請求するのである。歯医者にとっては、とても〝おいしい仕事〟なのだ。

また、患者さんのほうも、抜歯→ブリッジや入れ歯・インプラントという治療を経験して、しっかり治療してもらったという錯覚に陥ってしまう。

歯を抜く。これば一種のイベントである。〝日常〟から〝非日常〟を体験する。あんなに大変な治療をして、あんなに大金を払ったのだから、もう大丈夫、快適だ……となる。けれども、その後、「インプラントのメインテナンス」や「噛めない入れ歯」に対する、新たな悩みが生まれてくるはずである。

天然歯を生かすのが、歯の治療の基本である。自然治癒力を引き出すために歯を残し、各歯牙にとってもっとも健康な状態をつくり、抵抗なく物を噛め、それにより心身ともに健康を保つように導いていく。そのために何をすべきか。これが歯医者のあるべき姿と信じる。

食物が口に入り、噛み、飲み込むまでの一連の動作を咀嚼というが、歯は、この運動に際して、さまざまな情報を脳に送っているのである。つまり、口の中の食物の形、固さ、大きさ、甘いとか辛いとかの味覚を、コンピューターの末端器として脳に入力している。

歯は、歯として口の中にあってこそ、情報アンテナになりうる。天然の歯を抜いて人工の歯にしてしまっては、この回路は断たれてしまう。味気ないだろうなあ。

「C4のムシ歯」でも抜かない治療

学校や職場の歯科検診などで、ムシ歯が発見されると、その進行状態に応じて「C1」「C2」「C3」「C4」という具合にランクづけして記録された思い出があるだろう。もちろん、数字が多くなるほど症状が重くなっているのである。

この「C」というのは、カリエス（Caries）の頭文字である。カリエスとは、骨の慢性炎症、ことに結核によって骨質自体がしだいに溶けて膿がでるような骨の病気である。つまり、ムシ歯とは、歯のカリエスというわけだが、カリエスといえば、ふつうは脊椎《せきつい》カリエスを連想するはずだ。「カリエス」という言葉を使用したら、患者さん側は脊椎カリエスの患者さんなのかと混乱をきたす可能性がある。

だから、歯科検診の場合はとくに臨床経験の長い歯科医は「Cの何度」と表現して、歯とほかの骨のカリエスを明確に区別している。

さて、このムシ歯ができる原因であるが、現代の医学では口腔内に棲みついている数百〜数千種類の微生物だと考えられている。これは、想定の域をでていないが、中には断定してもいい微生物も存在する。それは、ミュータンス菌といわれる連鎖球菌である。

これらの微生物は、それぞれに好む環境があり、歯の表面、舌の表面、唾液の中、粘膜の表面など、それぞれが居心地のいい場所を選んで棲みついているのだが、ムシ歯づくりの主犯格・ミュータンス菌は、食事やおやつなどで口の中に入ってきた糖質をもとに強い付着力をもったプラーク（歯垢）を形成させる。また、糖質をエサに酸を産生する。この酸が歯の成分である、カルシウムやリンを溶かしエナメル質の脱灰が起こる。

これがムシ歯のはじまりで、ミュータンス菌はひたすら歯の表面をガードしているエナメル質を溶かし続け、さらに、象牙質に入りこみ、神経や血管にまで達する。

このようなムシ歯の進行状態を日本では「C」という表記で四段階にわけているのは、いま述べたとおりだ。

まず、「C1」である。これはミュータンス菌の勢力が歯の表面、人体を構成するパーツのうちで一番硬いエナメル質を破壊している状態である。この小さなムシ歯を「早期発見、早期治療」の美名の元に、歯を削っては埋める歯医者も多いが、この段階では経過を見ることが一番いい。

ついで、「C2」。これはエナメル質の下の象牙質にまで達している状態。冷たいジュースを飲んで歯がしみたら要注意だ。熱いものでも歯が痛くなったら、信用のおける歯科医院にかけこむことだ。

「C3」は、歯の神経にまで達している状態。このレベルなら、根管治療で、天然歯の噛む能力と同程度まで回復できる。けっして「抜かない」ことである。

「C4」というのは、歯の頭がなくなって根だけになった状態である。つまり先に述べた残根のことである。ほとんどの歯医者がこれを抜いてしまうが、頭を金属、あるいはセラミック等で復元すれば、かなり回復するのである。

インプラントや入れ歯大好きの歯医者は、「C3」あたりでも抜いてしまいたくなるのだろう。

歯を抜く歯医者は、ラクで儲かる→高級車が買える、ゴルフができる、家が建てられる……いい生活につながるのだから。

日本食が天然歯を守る秘密

昔、歯は噛めば噛むほど強くなるといったものだ。これは本当のことだが、あくまでも「日本人が日本人らしい食生活をする」という大前提があっての話である。

日本人らしい食生活の基盤、つまり、コメを主食とすることがムシ歯予防につながる。とはいっても、米が直接、医学的な効能を発揮し、予防になるというわけではない。米を主食にするときの副食が、ムシ歯予防に大きな効果をもたらすのである。

ムシ歯工事の責任者であるミュータンス菌とて、不死身というわけではない。ムシ歯の激痛を思い出すと、どんなに強いヤツかと思うが、ミュータンス菌にも弱点がある。

その一つが、グリシンというアミノ酸に出会うと、ムシ歯工事の意欲がすっかり萎え、増殖が阻止されることだ。ミュータンス菌にとって、グリシンは天敵である。つまり、グリシンを大量にとれば、ただそれだけでムシ歯予防には大いに役立つ。

グリシンは、大豆(だいず)蛋白(たんぱく)の中にたくさん含まれている。大豆蛋白といえば、ふだん口にすることの多い、醤油、味噌、納豆、豆腐、湯葉、がんもどき、油揚げ、おからなど、大豆が原料のものであり、これらはみな、米飯の代表的な副食であろう。

天ぷらに使う植物油もムシ歯に効果があるらしい。これらの中に含まれる不飽和脂肪酸がミュータンス菌の活動を阻止するという説があるのだ。ちなみに、この不飽和脂肪酸は、血液中のコレステロールを追いだして高血圧症の予防までしてくれるから、一石二鳥になるおいしい成分である。

また、日本食にはカビや細菌がつきものである。納豆、天然味噌、醤油、椎茸、なめこ、漬物、なれ寿司などは、いわばカビである。細菌である。カビや細菌はデキストランを溶かすデキストラナーゼという酵素をつくるから、つまり、ミュータンス菌のムシ歯工事の仮小屋を破壊させる働きをする。これも、ムシ歯予防には効果的だ。

日本人は和食を食べることによって、知らず知らずのうちに副食に含まれているこれらの成分によって、ムシ歯を予防していたのである。その副食の効能を失うことになったのは、外国からの輸入食品に食生活が変えられていったからである。

つまり、パンやパスタも主食として、名乗りを上げたからである。主食が変われば副食も変わる。当然、副食の効力も落ちるばかりである。

カツレツから、トンカツ、そしてカツ丼と進化させた日本人である。「パンと納豆」「パスタとおから」など、新たな和洋折衷の見事なコンビネーションを確立して、副食の力を発揮させてもらいたいものである。

同時に和食のすばらしさを再認識してもらいたいと思うのである。

ムシ歯になっても抜かせないこと

この本を読んだときには、予防といっても手遅れという人も少なくないだろう。口の中はムシ歯でいっぱいという人もいるかもしれない。そこで、治療に行く前に、天然歯を残す治療法をいくつか紹介しておこう。覚えていれば、むやみに抜こうとする歯医者かどうかわかるはずだ。歯医者が未熟で、怠慢で、金儲け主義だから抜く。

この治療システムは理解してもらえたと思う。現在抜かれている歯のほとんどは抜かずに治療できることは、先に述べたとおりである。天然歯を残すといっても、口の中でグラグラしていたのでは意味がない。噛めるように残さなければならないのだ。いいかえれば、治療を受けたことを忘れるくらい、歯で物を噛んでいるという意識なしの食事ができるくらいでなければ治療とはいえない。

人間は健康なときは右手でハシをもち、人差指と中指と親指でその一本をささえ……なんて考えながら食事はしない。指先にケガをして、うまくハシが使えないときにこそ、五本の指のうちで、どこの指が痛いのかを意識するのである。

物を見るのに不自由だからこそ、左目の調子が悪いと意識する。呼吸がしにくいから、胸が痛いことを訴える。ふだんはどこで息をしているかも意識していないのに、である。

歯の治療も同じだ。自然の状態にもどしてやれば、治療を受けたから噛めるようになったなんて、患者さんは思わない。抜いて入れ歯をしたり、ブリッジをして元の状態に近づける。しかし、外見は似ていても、元のそれとは大きくちがっている。

だから、自然に近づけるための歯は、極力削らない、抜かないこと。これが大切である。例をあげよう。奥歯の場合で、二本以上ある根の一本が悪い場合、そこだけをとりだして、残せるほうの根は残してやるのである。

これをヘミセクション、部分抜歯と称している。

一本の歯の複数の根のうち一本が悪いと、従来その歯をすべて抜いていたが、ヘミセクションだと歯は半分残ることになる。一本抜いてしまうと、その抜いたあとを補うのに両脇二本にもたせ、計三本の処置が必要だった。それに比べ、半分残しているのだから、欠けた部分を補うのは、自分の歯一本とヘミセクションで残した半分の歯で、計二本分というわけである。

抜く歯は半分、自分の歯の一部も残る。入れ歯（義歯）にしろ、固定するブリッジにしろ、処置は半分ですむのである。

削る量が半分ですむということは、自然の状態を保つという治療の大原則を守ってくれる。より、自然の状態を保つということは、奥歯の最大限の機能である噛む力を失わずにすむということだ。しかも、処置量も少ないのだから処置料が安くすむ。

噛めて、自分の歯が半分といえども残り、治療代も安いとなれば、患者さんにとっては、いうことがない。いいことずくめの方法だ。

抜いた歯を生かす方法

「接《つ》ぎ木」という言葉を聞いたことがあると思う。根の発達がいい植物を使い、養分を吸収させやすくして、スイカなどを栽培するときに使う方法である。自然の摂理を利用した人類の知恵とでもいいたくなるようなアイデアである。

これによく似たことが、人体でもおこなわれている。最近では、暴力団新法の影響で堅気になろうとしたヤクザが、つめた小指を足の指を移動することによって復元させているという。

医学の面からいえば、美容整形のようなもので、正常な機能をしている足の指を移植することは、たいへん望ましい姿とはいいがたいのだが、これで一人の人間が立派に更生できるのなら、どんどんやってもいいのではないかと思う。

これに似た「移植」を歯科の分野でもおこなうことがある。

歯を抜いておきながら、自分の歯で噛める方法。これが歯科でいう移植である。

どうしても抜かなければならない奥歯があったとき、私はX線写真の中から、もぐっているオヤシラズがないかを探す。上下、左右、とにかく分割しないでとりだせるオヤシラズを本人がもっていたら、これはシメタものである。

右下の歯を抜かなければならないときに、オヤシラズが右奥にもぐっていればベストだが、ほかの場所でもかまわない。麻酔をし、抜いたあとに、これまたとりだしたオヤシラズをもってきて、ワイヤーやプラスチックで固定する。そして、一か月後、固定したワイヤーを切ってやると、オヤシラズは骨に植(うわ)っているのだ。

人間の身体には、このように自分の身体を守ろう、あるいは再生しようとする自然治癒力というものがある。

とかく歯医者というのは、身体を構成するパーツを個々のものとして考えすぎてしまい、かつ、現代の先端技術を信頼し傾倒するあまり、人工歯を使った治療を施す傾向があるが、これは本来目指すべきみちではない。

歯医者が口の中をあれこれいじくらないほうが治りは早い。この例を見るまでもなく、歯を残し、根を残すという治療をすることが肝心なのである。

「この歯医者、抜きたがってやがる！」

そう思ったら迷わず転医して、抜かずに治す歯医者に行くことをお勧めしておく。

名医の「歯に衣着せぬ」アドバイス⑥

●歯医者の自然淘汰が始まる？●

現在は、少産・高齢化社会の過渡期といえる。これからますます、子どもは少なく、老人が多い世の中に変わっていく。

こうなると、困るのは歯医者。歯科の需要は十三歳がピーク。この十三歳人口は、ほとんど増えることはない。ウデの悪い歯医者や金儲けしか頭にない歯医者は、どうなるんでしょうなぁ……これを機に自然淘汰できればいいんだけど。

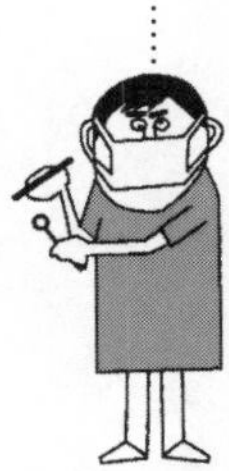

3 根管治療で天然歯が生き返る

歯医者が怖い理由

世間では「歯医者」ときいただけで、あるいは歯を削る〝キーン〟という音を聞くだけで寒気がする人が大勢いる。

ムシ歯が痛くて困っている上司に、

「早く抜いてもらえばいいですよ。抜くときは死ぬほど痛いそうですけど……血も二、三日止まらないとか……でもあとが楽ですから……」

などといって、日頃の恨みをはらす部下が存在するというくらい、歯医者というものに対する恐怖心が強いのが、一般人の感覚である。

歯の痛みには二種類あって、その一つはムシ歯のような病的なもので、もう一つは歯医者によって歯を削られたり、神経を刺激されたりする痛みである。

がまんできる痛みならば、痛み止めか何かを飲んですませたほうが、歯医者での痛みよりはましだと、考えてしまうだろう。

しかも、患者さんにとって治療椅子に座るということは、口を開けられ、指やらキーンと音がする恐ろしい器具を入れられ、何の抵抗もできない体勢をとらされることである。だから、患者さんは安心できないのだ。

良心というか常識のある歯医者は、言葉でまずリラックスさせ、肩の力を抜かせることからはじめる。そして、治療椅子をゆっくりと倒す。

当院では、ドイツのシロナ社製のイスを使用しているが、これはゆっくりとスムーズに倒すことができる。

これがもし、速く、きしむようにギーッガクンと倒されたら、患者さんはまた恐怖心の塊と化してしまうのである。

友人が、一回転したりローリングするジェットコースターよりも、錆びだらけできしむ音が聞こえるジェットコースターの方が、いつトラブルが起きるかわからないから数段怖いと言っていたが、速くてきしむ治療椅子は、その両方の恐怖を与える。

何台もある治療椅子に患者さんを何人も並べて座らせ、一見手際がよさそうに、本当は「ベルトコンベアー式にたくさんの患者さんを処理」していく。

隣の人の苦しそうな、痛そうなうめき声。そして、キーンという歯を削る音。不快感は待っている間にすでにやってくるのである。

これでは、飲み物を飲んだときにしみたり、少々痛くても歯医者に行こうとは思わないだろう。

患者さんの歯は悪くなる一方である。これが、結果的に、歯医者がいう「手遅れ」で抜かなければならない状態をつくりだす、一つの原因なのである。

そして、痛さのあまり「こんなに痛い歯なら、歯医者の言う通り抜いてしまえ！」という発想をしてしまう。

まさに、これは根管治療をおこないたくない、儲け主義の歯医者の思うつぼである。

根管治療が本当の医療だ

根管治療とは簡単にいうと、『ラバーダム』と言われるゴムのカバーを歯に取り付け、根っこの中にある汚れを隅々まで取り、できる限り無菌に近い状態にして最後に蓋をする、と言う一連の流れである。

根管とは、歯の中に神経や血管を送りこんでいる細いトンネルである。この穴は、この歯によって、メインのトンネルの本数はだいたいきまっている。前歯、犬歯まで含めて上下六本の歯は、ふつう根管は一本である。たまに、二本の根管の人がいるが、症例はとても珍しい。

小臼歯になると、一本から二本、上顎の第一大臼歯は、通常三本と考えられているが、その五十パーセント近くが、アクセサリー・カナルと呼ばれる副根管をもっている。

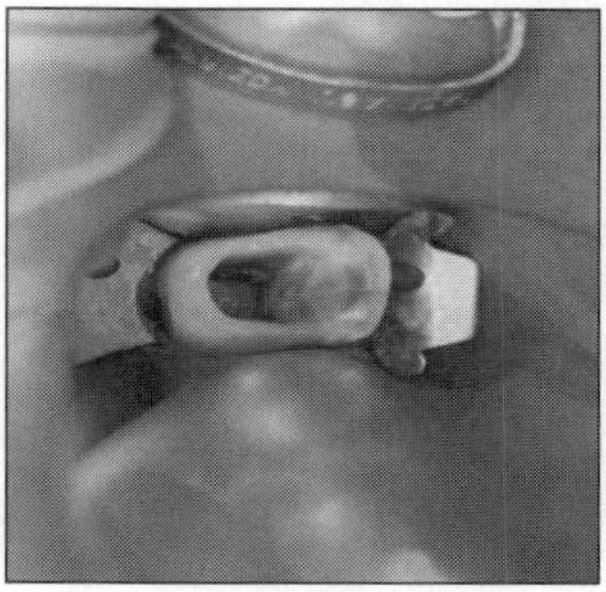

歯にラバーダムをかけて
根管治療をしているところ

治療にあたり、根管の入り口をさがすことからはじめるわけだが、下手な歯医者がいじくったあとは、さがすのに一苦労である。

根管をさぐるには、リーマーというドリル状のミゾがついている小器具を使う。リーマーは国際基準ができていて、一番細いのが8番で一〇〇分の八ミリの直径をもち、次が10番で一〇〇分の一〇ミリである。それから、一〇〇分の五ミリずつ太くなっていく。15番から20番、25番と、60番までは一〇〇分の五ミリずつ太くなる。

60番から上は、一〇〇分の一〇ミリ、一〇分の一ミリごとに太くなる。60番、70番、一番太いのが140番、直径一・四ミリである。

長さは二十一ミリ、二十五ミリ、三十一ミリの三種類。歯によって根管の長さがちがうし、狭い口の中で操作しやすいようにするためでもある。メーカーによって長さに差はあるが、患者さんは知る必要もあるまい。

その細いリーマーで、歯の根をさぐるわけだが、前の歯医者が変にいじくって、綿やら何やらをご丁寧につめこんでいる場合だと、これが手間取る。

最初から私が治療するのであれば、リーマーはすんなりと根管にはいるのだが、下手な仕事の尻拭いは大変である。

自己防衛のために身体が頑張り、根管の中にはカルシウムなどが沈着している。これを開けていくことこそ根管治療の基本なのである。

根管治療は、根の先から約一ミリのところまで、リーマーを使ってさぐっていくことからはじまる。この一ミリは、手先のカンと患者さんの反応や、微弱な電流を手がかりにして測る。X線写真も重要な情報源である。

根の長さがわかれば、あとは根管を太くしていく作業が待っている。根管の断面は、正円をしていない。むしろ楕円とかヒョータン型とか、ともかく一様ではない。

しかも、直線ではなく曲がってのびているのである。

リーマーで根管を最大幅まで広げる。

すると、かつては生きた組織として働いていた細胞たちは、いまや遺物となり腐敗し、異臭を放つものとなって、リーマーのミゾにこびりついてくる。根管の先では、腐った細胞がガスとなってたまり、膿をつくりだしているのだ。

だから、10番くらいのリーマーで根の先まで開けてやると、そこから顎骨内にたまっていたガスが放出される。

これだけでも患者さんの、痛みで険しかった表情が一瞬にして明るくなる。

リーマー一本で、眼に見えない根管の先を手さぐりで当て、膿を出して、患者さんを楽にする。これこそ医療といえるだろう。

リーマーを使いこなしてこそ歯科医である

10番のリーマーから、一〇〇分の五ミリずつ大きくして、少しずつ根管を拡げていく。

リーマーについた歯粉やゴミを、アシスタントの衛生士が拭きとる。ここで、少しでも、歯を構成している以外の何かが付着していたら、まだ拡大がすんでいないということだ。

そのばあいは、順次リーマーを太くして、管内を滑らかにしていく。

このとき、リーマーの使い方に注意しなければならない。リーマーはその名のとおり、リーム（回転）して使用するのだが、三分の一回転以上まわさないことだ。細い管内を強くまわすと、リーマーの先端が折れてしまうからだ。

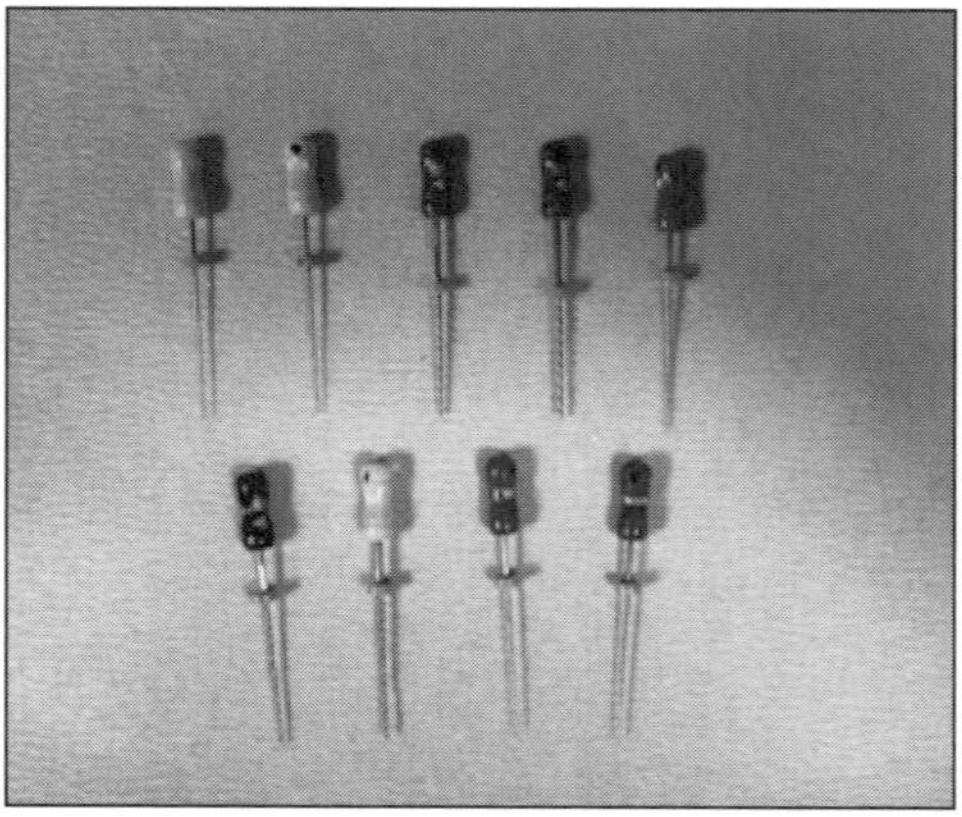

折れたリーマーは二度と、とりだすことはできない。だから、曲がったり刃先に変化が

見えたときは惜しげもなくとり変える。リーマーはもともと消耗品なのだ。

たかだか千円弱で買えるリーマーをケチって、破損しかかったものを使うから、トラブルが起きるのである。歯の中にリーマーの先端を残してしまうのだ。

こうなると、自分の失敗を棚にあげて、こういうだろう。

「あーあ、やっぱり抜くしかないですね。なんとか抜かなくてすませたかったたん

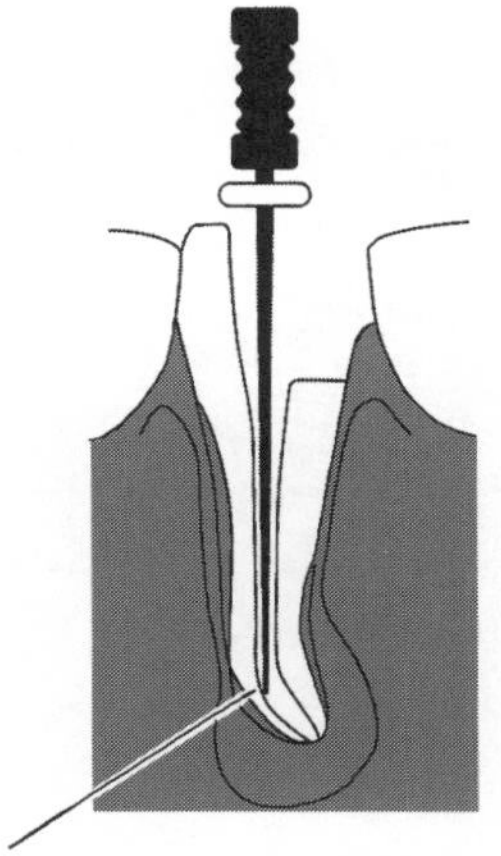

根が彎曲しているとファイルがその部分に引っかかり、それから根先が治療していないまま放置されことが多い

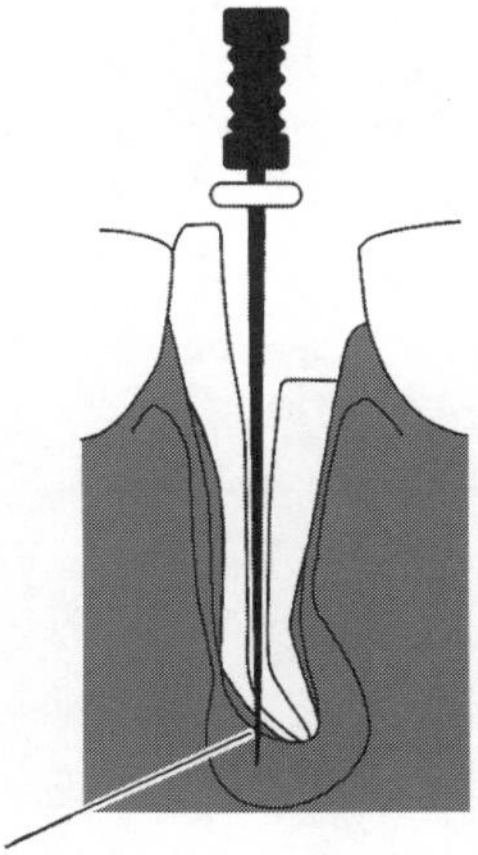

あるいは、彎曲した根管を真っすぐにすぐぶち抜いて治療を不可能にしてしまう

ですがね……」

自分が犯した過ちの証拠を隠滅するために、歯の中に残っているリーマーを抹消したいのである。

それも、一刻も早くに、である。

さて、リーマーで根管を太くしていくのだが、歯の位置、大きさ、初期治療時の患者さんの年齢などで、根管を開ける太さと長さが決まってくる。

リーマーに、歯片しかついてこなくなった太さ、または、これ以上拡げると本来あるべき根管のカーブが保てないと判断したところで拡張作業をやめる。

そして、拡げた太さと長さに合わせたゴム状のポイントと根管内に十分に行きわたらせたペーストを刺しこみ、根管をふさぐ。これが、「根管充填」である。

あとは自然に身をまかせておけばいい。歯の根の先の骨に病気があったり、欠けたところがあれば、

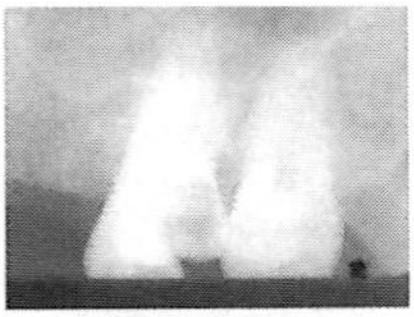

◀根管治療前のレントゲン
黒く透ける大きな虫歯があり、神経まで及んでいる

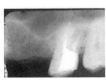

◀根管治療後のレントゲン
根の先端まで入った薬が白く写っている

それを埋めてくれる。これが、自然治癒なのだ。

無理にいじくりまわすのではなく、本来人間がもっている自分を治そうとする力を引きだそうとする最低限度の治療をすることが、本来、歯科医がするべき仕事なのだ。そうすれば、死にかけた歯が生き返るのである。

確かに、根管治療は技術的にやさしい治療ではない。だが、「抜かずに治そう」という気持ちで、根気よく実践していかなければならない治療法なのである。


根管治療用小器具が国際規格化され、良質のものがどんどん作られていったにもかかわらず、歯を残す治療そのものは、健保に採用済みであるとしても、点数が低いからという理由で振り向きもされないのだ。

根管治療の泣きどころ

多少有名な大学を卒業したからといって、会社や組織に入ってきた若者の中で、何人が使いものになるだろうか。すぐに使えるのは、十人に一人でもいるのだろうか。あとは、職場に入ってから、徐々に鍛えて、二、三年でモノになるというのが、ふつうのはずだ。

そして、同じ能力を持っていたとしても、不幸にして人を育てる能力のない会社に入社したら、二、三年という年月で、その実力の差は歴然となる。

「うちの会社の若い連中には、困ったものだ。どいつもこいつも、いつまでたっても一人前にならん」

酒場でこんな愚痴をこぼしているオジサンは、自分たちの能力がないことを流布しているということがわかっていない愚か者である。

歯科医師の世界もこれと同じである。

丁寧な根管治療をおこなえない歯医者、おこなわないことに何の疑問ももたない歯医者がいるのである。これは、根管治療そのものにとっての、泣きどころである。

泣きどころといえば、根管治療にはもう一つ泣きどころがある。

リーマーで拡大した根管の内壁を、ファイルというヤスリのようなもので、滑らかにしたあと、また、次の太さのリーマーを使い、太さと長さを決定し、それからゴム状の棒とペーストでしっかりと根の中をふさぐ。ここまでは先にも述べたが、この長さに問題があるのだ。

歯の根の実際の長さと、神経が歯に入りこむ位置には、平均して〇・五〜一・〇ミリの差がある。この根尖と根管孔の間のわずかな差は、X線では非常に見分けにくい。だから、指先の触覚と、微電流を流すなどのさまざまな方法を駆使する。

しかし、どうしても根の先にペーストが飛びだしてしまうことがある。すると、歯の根をとりかこむシャーピー繊維という根管膜に刺激を与えてしまうのだ。

人によってちがうが、歯に舌が触れても痛いという場合もある。痛みが続くのは長いケースでも一週間程度で、日に日に薄紙をはがすようにとれていくが、治療後に痛みがあるということが、たまにあるというとこは、いまのところ根管治療の一番の泣きどころである。

何にしても、これだけ繊細な作業を必要とする治療であるから、歯科医は神経をすり減らすことになる。だから、私は一日、二人の患者さんを診るのが限界である。

根管治療は人それぞれに、歯一つ一つで状況がちがってくる。

根管治療の泣きどころは、こんなところにもあるのである。

名医の「歯に衣着せぬ」アドバイス⑦

●抜歯と根管治療、どっちがいいの？●

根管治療後に、たまにある処置後の痛み。でもこれは普通一週間で薄紙をはがすように無くなる。ここまでくれば、後はスッキリだ。

歯を抜いたら、抜いたあとが痛み、そして一生、歯なしになるんですヨ。どっちがトクですか。

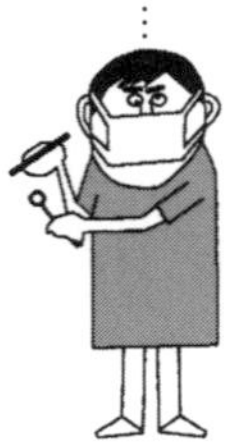

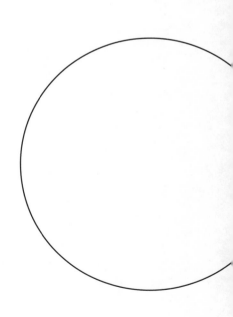

Ⅳ章

子どもの歯が狙われている！

1　ムシ歯撃退法

「歯磨き」よりもブラッシングせよ

プラークの中には、数多くの細菌が棲みついている。肉眼ではとうてい見ることができないが、プラーク一ミリグラム中には、複数の細菌が、なんと約一億個以上も棲みつき、増殖を繰り返しているのだ。

このうちの一種が、すでに述べたミュータンス菌である。これがムシ歯の主犯格だが、プラークの中には歯肉炎や歯周病の原因とみなされているアクチノマイセス・ビスコーサス菌、バクテロイデス・シンジバリス菌なども棲んでいる。

ムシ歯、歯肉炎、歯周病と症状こそちがうが、いずれにしても基本的な予防方法は、原因菌の棲み家であるプラークをとりのぞくことだ。

その第一が食後のブラッシング、つまり歯磨きである。歯磨きは、子どもの頃から誰でもがやっていることだが、その割には方法について意外に誤解されているようで、これがムシ歯の原因になっている。

正しい磨き方とは、まず歯ブラシの上に歯磨き用のペースト（歯磨き剤）をアズキ大ほどのせる。

ペーストの中には、発泡剤やミントが配合されていて、広告どおりに大量に使用すれば、二、三回手を動かすだけで、口の中はスッキリする。

あたかも、しっかり磨いたかのような気分になる。これがいけない。

「歯磨き」という言葉には、歯の表面をあたかも靴磨きのように「擦る」という響きがある。ほとんどの日本人は、自分の歯を擦っているはずだ。

しかし、本来の歯磨きの目的は、歯を擦るのではなく、歯の表面についた食物残渣、歯と歯の間につまった食片、歯と歯の隙間にこびりついたプラークを、ブラシを使って「そぎ落とす」ことにある。

靴磨きはシュー・シャイン、つまり、靴をテカテカにすることだ。

では、歯磨きはトゥース・シャインだろうか。いや、トゥース・ブラッシングである。

簡単にいってしまえば、歯と歯の間についた余計なものを歯ブラシでそぎ落とす作業を意味する。また、マウス・クリーニングといってもいいだろう。口腔内の大掃除、隅から隅まで歯の間、歯と歯肉の隙間まで清掃することである。

歯磨きと靴磨きとでは、同じ「磨く」という言葉を使いながらも、意味は大幅にちがうのである。歯を磨くということは、歯だけを磨くのではなく、歯と歯肉の境目もブラッシングする。つまり、靴にたとえるなら、靴と靴下の間も磨くことになる。

大量のペーストを使用するあまり、二、三回手を動かしただけで、きれいに磨いたようなエセ満足感に陥る人が多いが、「口の中がサッパリする」とか、「スッキリして気持ちがいい」という快感を得ることが、歯磨き本来の目的ではないのだ。

ブラシ全体ではなく、アズキ大の量のペーストを使った場合は、口の中にはサッパリ感がなかなか味わえない。当然、何回もブラシを動かすことになり、プラークをそぎ落とすことになる、これが大切なのである。ムシ歯の予防という美名のもとに、ムシ歯を増やしているのが実情である。また、それが歯磨きメーカーが儲かり、歯医者がこれまた儲かる仕組みになっている。

2 歯医者の子どもにムシ歯が少ない理由

親の意識が子どもの歯に表れる?

乳歯を健康なままに保っておくと、永久歯との交換時期になれば、実にうまくしたもので、永久歯が骨の中で生える分だけ、上にある乳歯が吸収されていく。

だから、乳歯が自然に抜けるときは、その歯はほとんどなくなっており、ポロリととれた乳歯は、よくぞこんなに短いもので何年も頑張っていた……と母親が驚くことになる。

乳歯がムシ歯になっても初期のうちに手入れを受けたものであれば、いま説明したような自然の交換に近いかたちでおこなわれるが、歯の神経までやられてしまうと、交換期の乳歯歯根の吸収がスムーズにおこなえない。そのため、永久歯は生えようとしても、頭がつかえて正しい位置に顔を出さないというケースもある。

正しい交換がおこなわれたとしても、歯並びは綺麗にいくとは限らない。頭がつかえていては、あっちこっちに永久歯が顔をだす。

それでも人間の身体はよくしたもので、大半の子どもの歯並びは、何とか平均的なところに落ち着くのである。ただし、あくまでも大半であるから、親はチェックをして矯正すべきと思ったら、専門医に見せること。

歯並びが悪いということはムシ歯になりやすい。加えて、よく噛めないことからくる胃腸に対する悪影響もあるし、噛んだとき一部の歯だけが強く当たると、その歯が破壊されてしまうこともある。

歯並びが良いということは、見せかけだけではなく身体にとって大切なことなのだ。

子どものために親がするべきこと

人間はほかの動物とちがい、火を使い道具を使ってきた。だから、動物にできても、人間にできないことがある。たとえば、排便である。排便は変わらなくとも、その後処理である。

排泄したあとに尻を拭くという糞切《ふんぎ》りの悪いのは、人間だけである。それは、人間が火を使いはじめ、調理・加熱して食物を口にしたことからはじまったのだ。ほかの動物たちが、自然のありのままを食べているのに対して、人間は不自然なものに変えてから食べているからなのだ。

不自然な食物を口にした結果、尻を拭くことになったということは、動物がしなくてもいい口の中の掃除もしなければならないということである。

デンプンに水を加えてあたためると、しだいに粘りを増し、糊状になる。糊化する前をβデンプン、糊化したものをαデンプンと区別する。α化は六十～六十五度以上の加熱が必要であるがαデンプンは消化しやすく、うまみが増すと同時に粘着性がある。

つまり、歯にくっつきやすくなるのだ。

自然界における草食動物は、βデンプンをとり入れているのだが、αデンプンを与えられているペットの小動物やパンを食べている動物園のカバやゴリラにムシ歯が発生しているのは、α化したデンプン残滓《ざんし》を口腔内の自浄作用のみに期待しているからである。

人間はα化したデンプンをとり、しかも砂糖をとる。歯や肛門には当然、粘りついてしまうから、磨いてやり、拭いてやらなくてはならないのだ。

それを、聞き分けができるようになってから歯ブラシを、などと考えてしまうことで、ムシ歯の多い子どもをつくってしまうのである。

聞き分けができるまで歯を磨くのを待っていることは、自分で尻を拭けるまで放っておくのと同じことだ。だから、歯を磨かずにムシ歯を治してくれというのは、尻も拭かずにカユミや炎症を抑えてくれというようなものである。

食事の後と寝る前には、どんな子どもが泣きわめこうが、習慣として歯ブラシを口にいれることだ。泣いたら可哀想などといっていたのでは、本当の愛情ある親ではない。

正しいことをおこない、教えていくことが本当の愛情であろう。

子どもというものは、親や兄姉の真似をしたがる。これを利用しない法はない。親が子どもの前で、きちんと歯を磨けば、子どもは黙っていても歯ブラシを持って真似をするようになるものだ。

それを歯ブラシでは痛かろうと、脱脂綿で拭いてやる親がいるが、それは間違いである。歯の表面は生えてきたときからエナメル質で、脱脂綿ごときでチョチョイと拭いたところで、きれいになるものではない。

多少、嫌がる子どもでも、ムシ歯で痛い思いをすることを考えれば、まだいいはずだ。とにかく歯ブラシに慣れさせ、子どもたちが抵抗なく歯を磨くことを習慣づけるように、工夫をしてもらいたいものである。

乳酸菌飲料とムシ歯の関係

自然食・無農薬・有機栽培など、健康食品ブームである。まことに結構なブームではあるが、どうも「看板に偽りアリ」の場合が多いそうだ。今年は農薬を使っていないという畑でも、何年も大量の農薬を使ってきたところには、土壌自体に農薬がしみこんでいる。その農薬が、作物に影響を与えることもあるのだ。

政府は、この無農薬などの表示について規制をはじめたが、いまのところまだ安心できないと、私は思っている。

ともかく、なんにしても、人々が口に入れるものに対して気を使うことはいいことである。酸性になりがちな食生活をアルカリ性の食物でフォローするのも大切だ。

実がブドウのようにつらなるところから、命名されたというグレープフルーツ、アメリカではブレックファースト・フルーツとしての地位を得ているが、この果汁のクエン酸は、胎内で酸化してアルカリ性となる商品であることが、これだけ好まれ、広まった理由の一つだろう。

半世紀前の食べることに懸命だった時代から、健康な食品をえらんで食べるという、身体のための食事を考えるように意識が変わってきているのである。

その健康食品とか、健康のための飲み物といわれるなかで、日本人のCMに弱い体質と無知につけこんで儲けているのが、乳酸菌飲料である。

日本で売られている乳酸菌飲料は、酢っぱくない。シドニーではじめて口にしたサワー・ミルクは、飛び上がるほど酢っぱくて飲めたものではなかったし、白系ロシア人のフィオドールさんに教わったヨーグルトのつくり方とその製品は、あくまでも酢っぱかった。

ラクトパチルス・ブルガリクス（ブルガリア乳酸菌）で牛乳を醗酵させる、この乳製品は乳酸菌が腸の中で繁殖し、ほかの細菌が繁殖するのを防ぐための整腸作用がある。そのため、栄養飲料としての需要がある。

しかし、日本でつくられている乳酸菌製品の多くは、製造過程で砂糖を入れること、もしくは砂糖水に乳酸菌製品を添加するという意味におき換えられている。

しかも、食品衛生法のなかにある「乳酸菌飲料」という名称は、バターをつくるために脂肪をとったあとの「脱脂乳」が原料とされており、元来の牛乳またはヤギ乳を使用してつくる物とは異なっている。

このようにしてつくられた砂糖水は、整腸作用よりもむしろムシ歯製造飲料であり、乳歯のムシ歯発生にプラスであっても、乳児の歯の健康を守るためにはマイナスでしかない。アメリカのハウザーが「おどろくべき五種の食品」なるものを戦後発表したが、小麦胚芽、糖蜜、ハチミツ、ビール酵母と並んで、ヨーグルトをとりあげている。日本でもヨーグルトの製造販売が、昭和二十五年以来はじめられた。しかし、本来の味、つまりヨーグルトらしい、酢っぱい味のものは日本人の好みには合わないらしく、最近までほとんどが砂糖入りばかりであった。

ヨーグルトは、日本人の研究者によって、オナラの発生をおさえる効果があると報告されていたり、体質によってその逆だともいわれているが、何も砂糖入りの乳酸菌製品で、子どものオナラに気を使うことはあるまい。

鳴らさなければならない警鐘は、乳酸菌飲料の名のもとに、本来のものとは似ても似つかない商品を製造していることであり、そのなかに含まれる砂糖シロップがムシ歯製造に励んでいることなのである。

いくら歯磨きの習慣をつけ、ムシ歯予防に気をつけても、このような形で砂糖が入りこんでくることは、赤子の手を直接、炎の上にかざしておいて、火傷にならない方法を探しているようなものである。「ムシ歯の製造を助け、ひいては歯医者を儲けさせる乳酸菌飲料から子どもたちを守ろう」と、何年もの間、本物のヨーグルトを食べたときのように、口が酢っぱくなるまで言ってきたが、一人や二人がいったところで成果はあがらないようである。

不景気といわれる昨今でも、某メーカーの乳酸菌飲料は売り上げを伸ばしているのだから……。

ムシ歯が少ない歯医者の子どもの謎

親の教育や育ちは子どもの歯に影響する。

歯医者の子どもにムシ歯が少ないのは、「歯医者は皆、教養があふれ、奥さんも高い教育を受けているに決まっているからである」というのはウソであるが、職業柄、ムシ歯の原因を知っているからに相違ない。

まずは、ブラッシングの習慣をつけさせることである。先に述べたように水を加えて熱したデンプンは糊状になりα化する。これに砂糖が加わってムシ歯をつくるのであるから、これを除去する歯磨きが重要である。

小さいうちから、朝も夜も親が一緒に磨くようにすれば、必ず習慣になるのだ。

次に、食間を管理することが大切である。乳酸菌飲料に限らず、現在売られている飲み物には、かなり多量の砂糖が入っている。スナック類のお菓子も、ケーキや菓子パンの類も砂糖を多く使っている。

せっかく朝晩の歯磨きをしていても、これを見逃すと危険である。せっかくの苦労が台無しになることも考えられるからだ。

私は、まだ我が子が小さいころ、「親の承諾なしに子どもに菓子を与えないでください」というワッペンをつけたくらいだ。動物園の「勝手に餌を与えないでください」と書かれた文字と同じようなもので不評をかったが、親の目の届かないところで、甘いものを与えられては困るのである。

また、食事と食事の間に甘いものを食べるのは、食事中や食後すぐに甘いものを食べるよりも、ムシ歯になりやすいことが、スウェーデンでの実験によってわかっている。

つまり、歯医者は子どもに歯磨きの習慣をつけさせ、砂糖のとり方をうまく調整しているわけである。

歯科医というものは、乳歯のムシ歯の処置のむずかしさを知り、ムシ歯による身体への悪影響を考えるから、自分の子どもは絶対にムシ歯にしたくないのである。これが、良い結果として表れるというわけなのだ。

口の悪い人は、「自分の子どもからは、金がとれないからじゃないか」というが、それも全面的に否定できないところである。

名医の「歯に衣着せぬ」アドバイス⑧

●ホンモノは少ない●

私の好みは単純だ。私はホンモノしか好まない――ウィンストン・チャーチル。
よいものは量産できない。上手な歯医者は数少ない――谷口清。
ホンモノは少ない。見つけにくい。そしてホンモノはどこかあたたかい。
これは歯医者に限らない。どの分野でもいえることではありませんか。

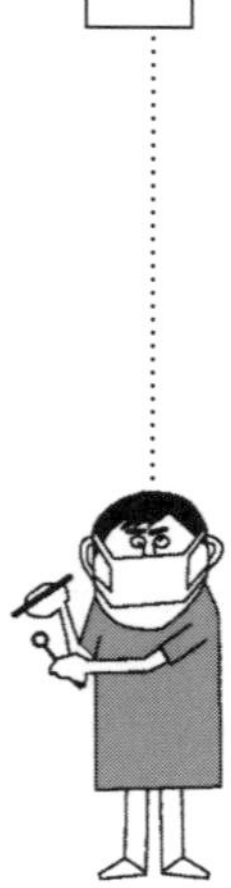

V章

さらに進化したA歯科の保存治療

谷口清が歯を残す事に尽力した結果、現在では昔よりも歯を残したいと思う患者さんが増えてきた。これはとても喜ばしいことであると同時に、求められる技術もより高いものになってきた。とても大変な事だったが患者さんの「歯を残したい」という希望に応えられるよう日々努力し、より良い治療を目指してきた。

ここで、3つの治療について紹介する。

1根管治療

谷口清の治療の代名詞とも言える根管治療は、考え方や治療法、機器の進歩に伴い、より複雑な治療が可能になった。治療に使う機器を紹介する。

・マイクロスコープ

マイクロスコープとは、歯科用顕微鏡の事だ。裸眼では見えなかった根っこの中まで見えるようになった。このマイクロスコープを用いることで、他院で治療した根管治療の歯を再度治療する際に汚れ等を見落とすことなく確認できるようになった。ただし、マイクロスコープがあればいいというものではない。いかに歯科医師が自らの技術を使ってしっかりと治療していけるかが重要だ。極端な話だが、見えるようになっただけで治療が上手くなるわけではないからだ。見えるだけで治療が上手くなるのであればマイクロスコープを持っている先生方みんな名医になってしまう。

実際に当院の患者さんの中にも「マイクロスコープを用いた専門の先生」に治療して頂いたにもかかわらず症状が改善せず抜歯宣告を受け、セカンドオピニオンを求めて来院されるケースが非常に多い。

・ＣＴ

病院でＣＴやＭＲＩを使って全身の検査をされた経験のある方はいるでしょう。テレビの情報番組やニュースなどでもよく取り上げられるのでご存知の方も多いはずだ。最近の歯科のＣＴは、今まで皆さんが歯科医院で撮影していたレントゲン写真とは違い、３次元の画像なので歯の根っこの形態などがはっきりわかるようになり、より精度の高い診断が可能になった。先述のマイクロスコープ同様にわかるだけでは治療は上手くならないので、あればいいと言うものではないが、使いこなせると今まで以上に根管治療が上手くいく。

・ＭＴＡ

最近の根管治療の大きな変化は、このＭＴＡという新しい材料が出てきた事だ。通常、根っこの治療の最後には、根っこの先にゴムのような材料を詰める。これをＭＴＡという新材料に変えることにより、抗菌性作用が長く続くようになった。さらに生体に対して親和性が高い（馴染みが良い）ために治癒が速いなど、これまで使用していたゴムにはなかった利点が多くある。

根管治療における基本的な考えは「根っこの中の汚れをきれいにして、しっかりと蓋をすること」で、昔も今も大きな変化はない。言葉にすれば簡単だが、これを昔から提唱し、実践してきた谷口清は本当にすごい。こういった機器の進歩により格段に無駄な歯を削らず、傷付けずに残せるようになったのだ。

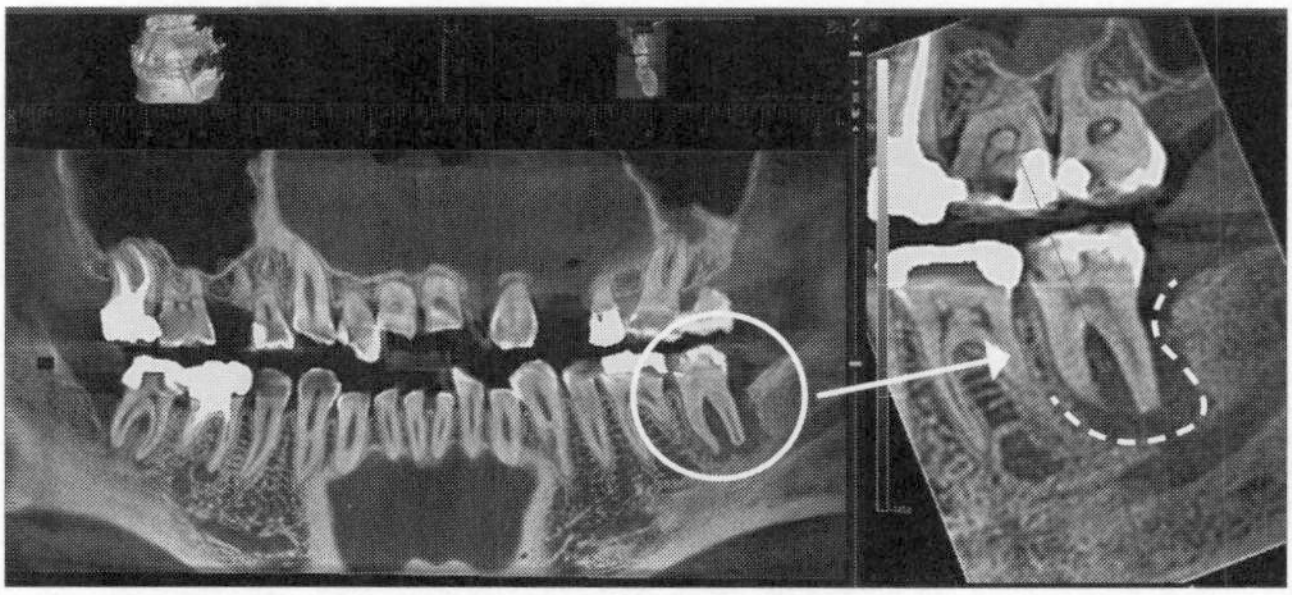

【根管治療前のレントゲン写真】
歯の周りは黒くなっており、骨がなくなってしまっている

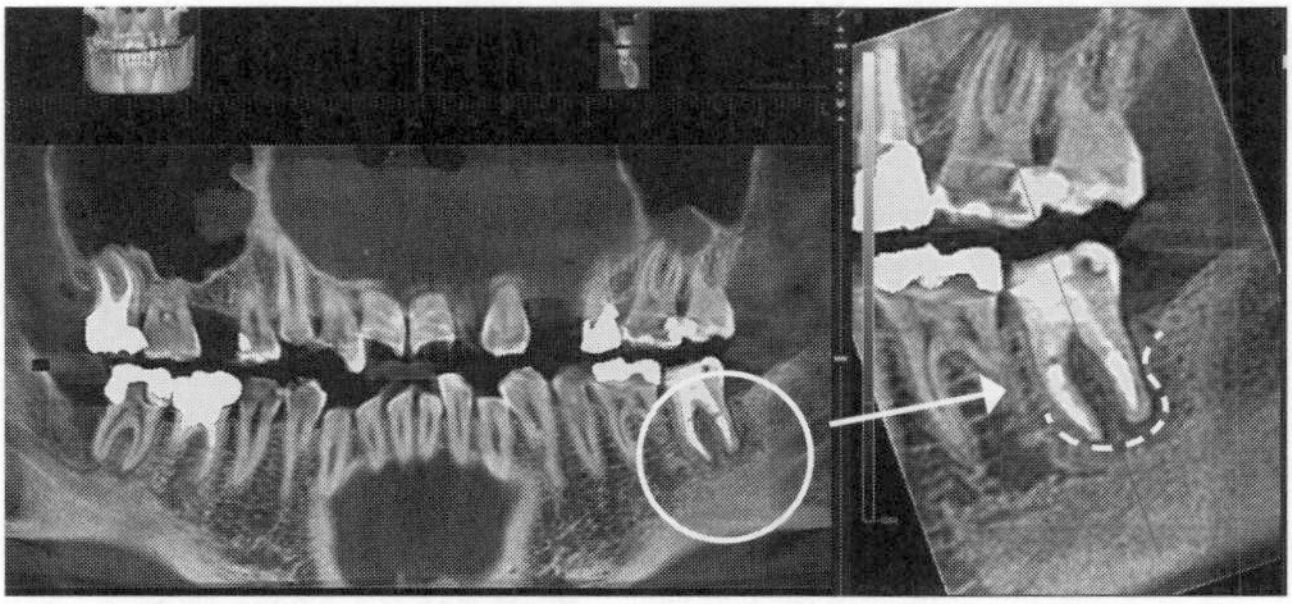

【根管治療後のレントゲン写真】
根管治療により歯の周りが白くなってきている。これは骨が再生してきていることを表す

2 再植治療

現代社会では歯を悪くする要因として、虫歯や歯周病だけではなくストレスによる食いしばりや歯ぎしりによって「歯を割ってしまう」患者さんも増えてきた。昔は、歯が割れた場合は保存の方法がないため、すべて抜歯しなければいけなかった。皆さんの中にも歯科医院で、担当医師に「あー、これは歯が割れてるから抜歯だね」と言われた経験がある方もいるだろう。そういった歯でも救うことができないかと試行錯誤した結果、「再植」という方法で救えるようになった。

どのような治療か述べたい。この治療は読んで字の如く、一旦抜いた歯をお口の外でヒビや破折の修復などの治療をして、再び元の場所に戻すという方法、つまり再び植えるのだ。

治療の手順は次のとおり。

① 根管治療を行い、根の中の汚れを全部きれいにして、ヒビや破折の状態を確認する
② 歯を抜いて、ヒビなど修復し戻す（再植）
③ 歯に土台を建て、仮歯で噛める状態を作る

④　少しの期間様子を見て問題なければ被せ物を入れる

実際に患者さんに説明をすると決まって受けるのが「一回抜いた歯を戻す事なんてできるの⁉」という質問だ。歯の周りの歯根膜《しこんまく》と呼ばれる組織がしっかりしていれば可能で、後述する移植もこの歯根膜の働きによって定着できる。

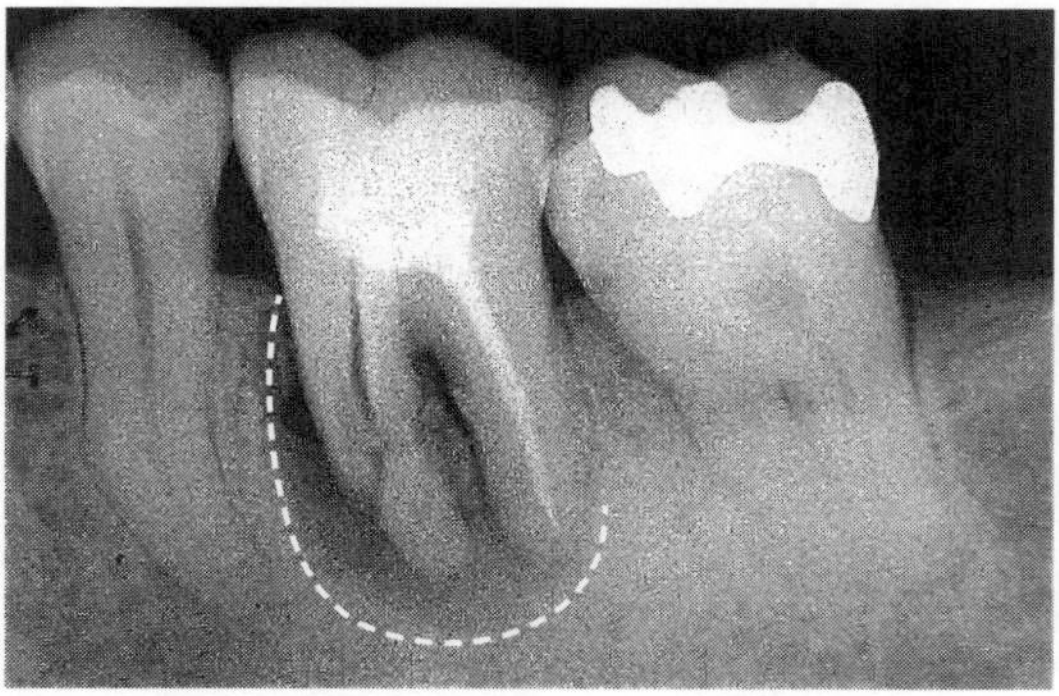

【再植前のレントゲン写真】
中央の歯の手前の根っこにヒビが入っているのがわかる

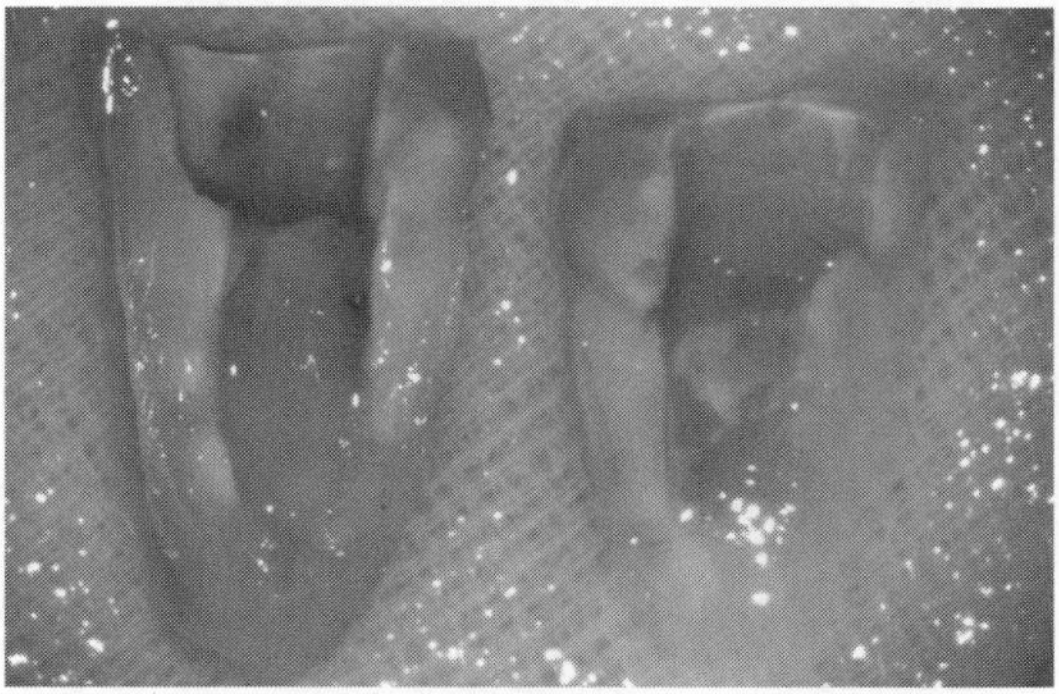

歯を抜いたところ、半分に割れていた

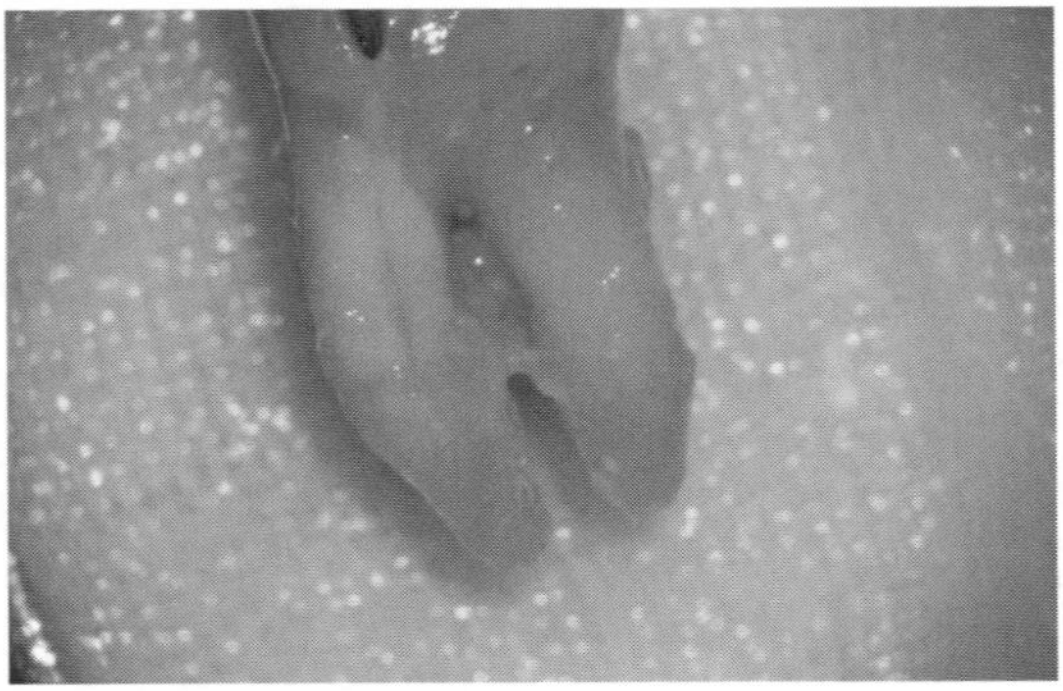

特殊な方法により接着した

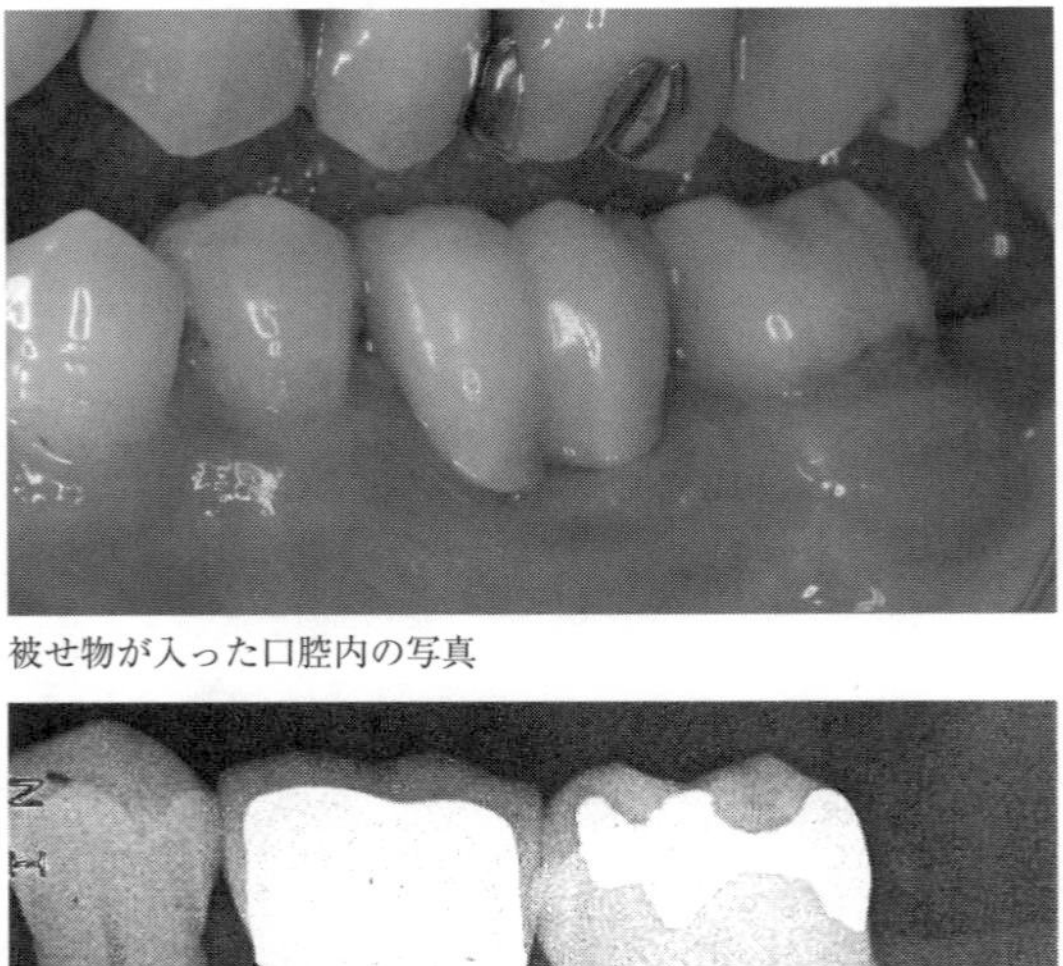

被せ物が入った口腔内の写真

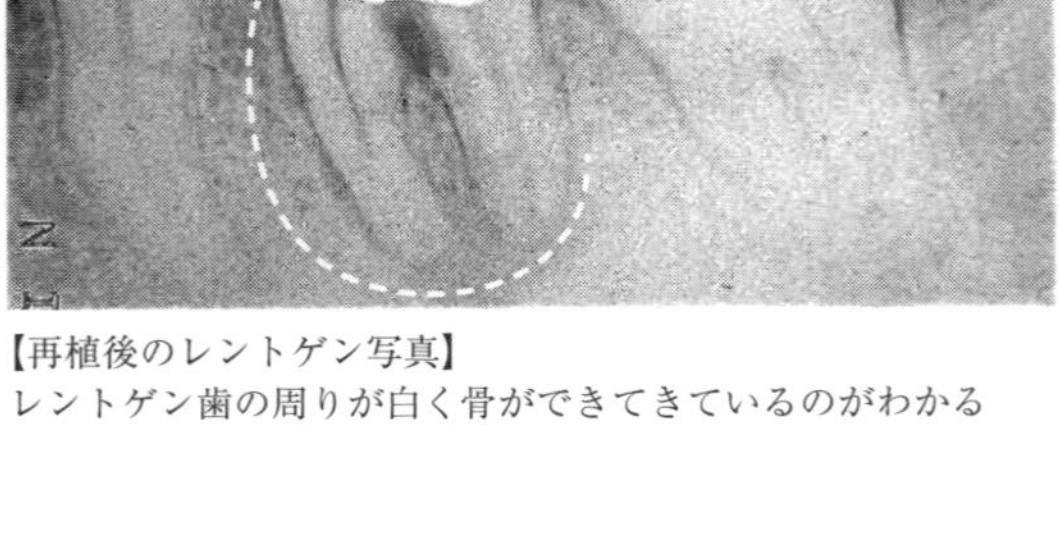

【再植後のレントゲン写真】
レントゲン歯の周りが白く骨ができてきているのがわかる

3移植治療

再植によって、かなりの歯を救えるようになったが、それでもどうやっても助けられない、残すことができない歯が出てくる。それは前述の再植のページでも述べたが、歯が回復するのに必要な歯根膜という組織が大きなダメージを受けてしまい定着しなかった場合だ。いかに優れた治療の技術を持ってしても、その組織自体に回復する力（治癒能力）がなければ上手くいかない。ただ、この時、お口の中に親知らずや、噛み合わせに使ってない歯がある場合は、次の一手として「移植」という選択肢がある。

臓器の移植などはテレビなどでご覧になった方もいるだろう。歯でもできるのか、と驚くと思うが、実はこの移植という治療方法は、谷口清の著書にもよく出てくるほど歴史がある。自分の天然の歯を使うのでインプラントと違い、噛み心地も歯肉に対する調和もこの上なく良い。では、なぜあまり普及していないかというと、移植には次のような条件が必要となるからだ。

・移植する歯（親知らずや噛み合わせに関係してない天然歯）があること
・またその移動させる歯の形と抜いた場所の形がある程度合うこと

・適切な技術や知識があること

などが挙げられる。一番重要な知識や技術がなかったがために、一時期は流行った移植だが次第に誰もやらなくなり、インプラントに向かうようになってしまった。移植についても初めて耳にするという方が多いかと思うので、手順を述べたい。

① 残すことができない歯を抜いて親知らず（または噛み合わせに関係してない歯）を抜いた箇所に移す
② 軽く固定した後、1～2週間後に根管治療を開始する
③ 根管治療、土台を入れたら仮歯で様子を見る
④ 問題なければ被せ物を入れる

以上が移植の治療法だ。よく患者さんから質問されるのが治療期間の長さについてだが、歯の状態や治癒の進み具合などによって変わるので、一概に何ヶ月で終わるとは言えない。何よりしっかりと治療をして、問題なくご自身の歯のように噛める事を第一に考えるので

少し時間がかかってしまってもご容赦いただきたい。

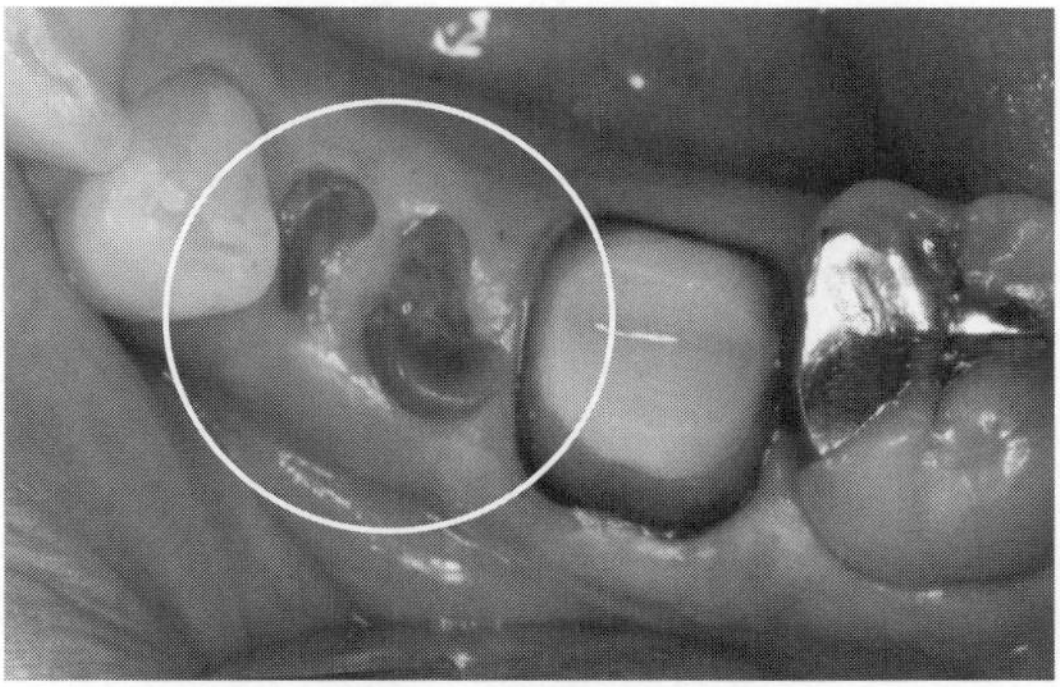

歯が割れて二つに分かれてしまっている

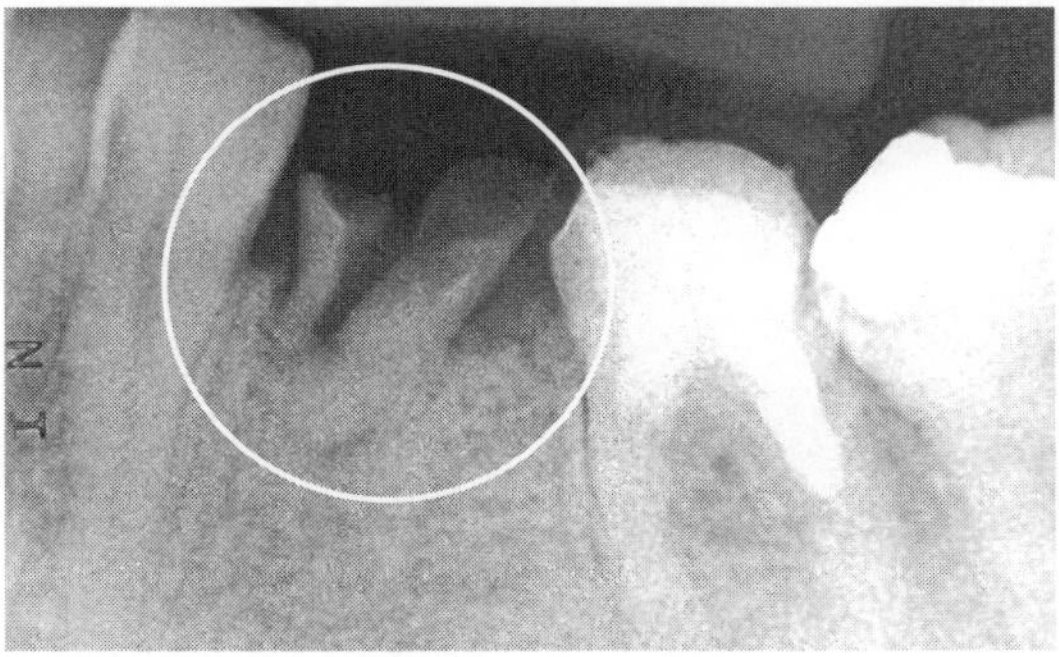

【移植前のレントゲン写真】
レントゲン像から割れているだけでなく根も短い

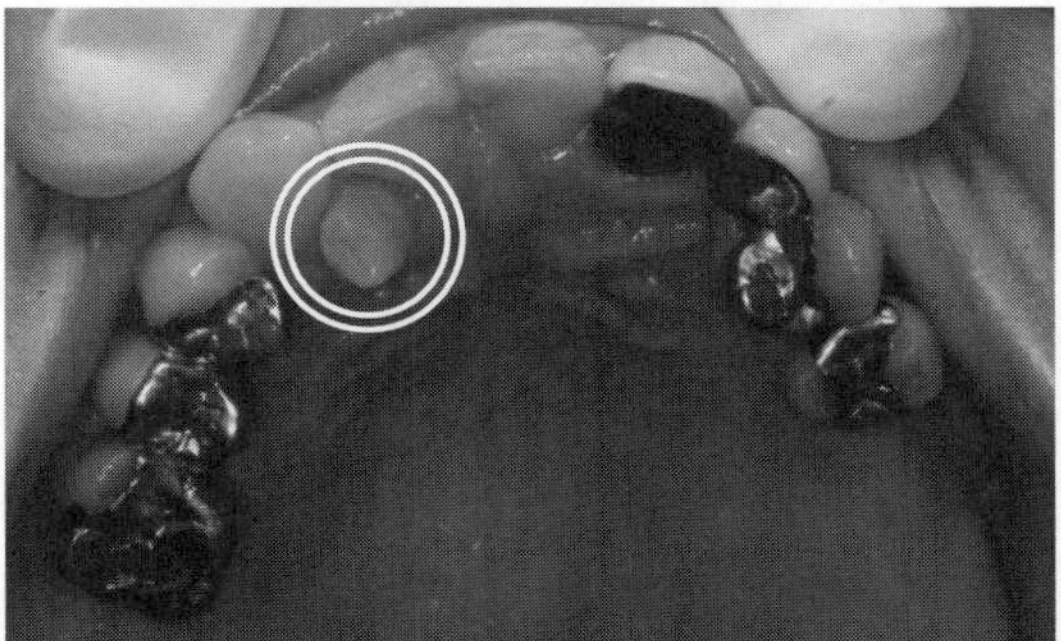

上の顎に使ってない歯があるのでそれを移植する

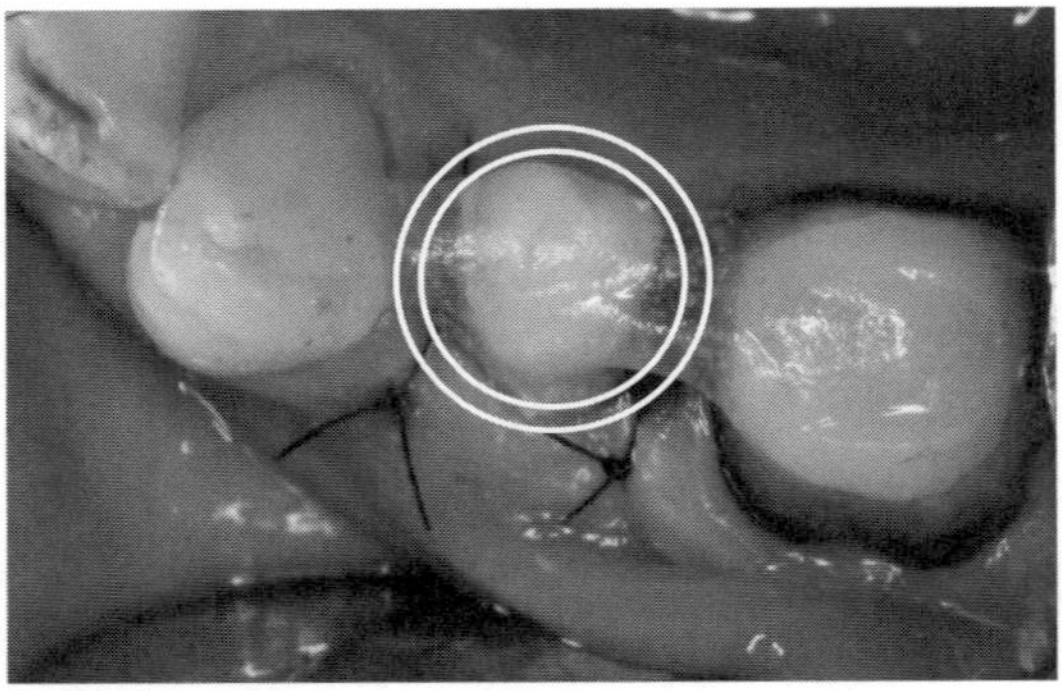
移植直後

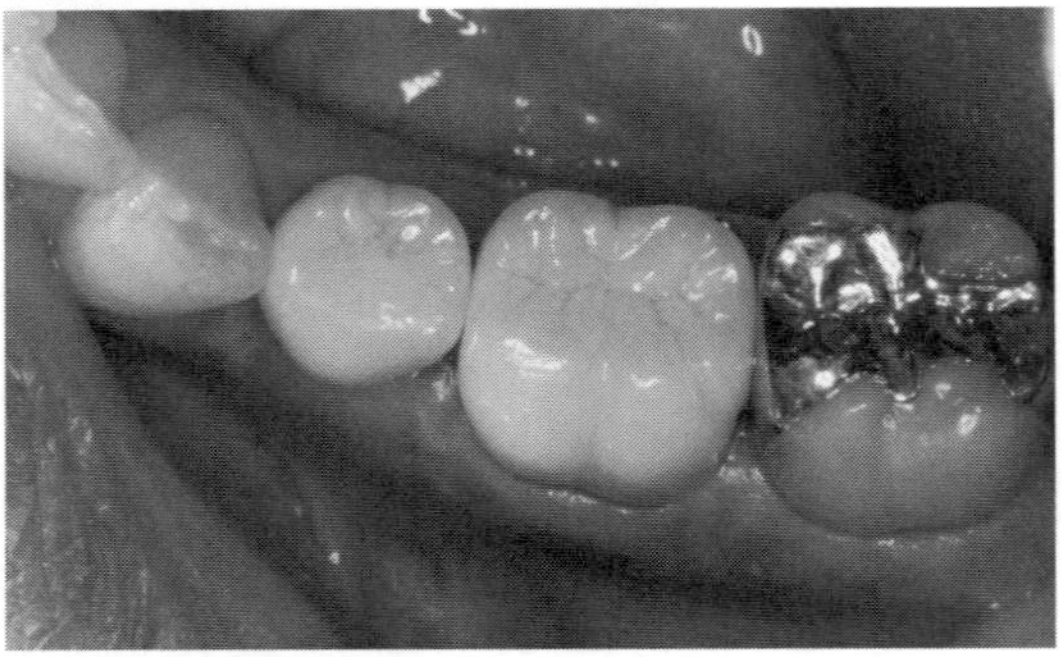
被せ物が入った直後

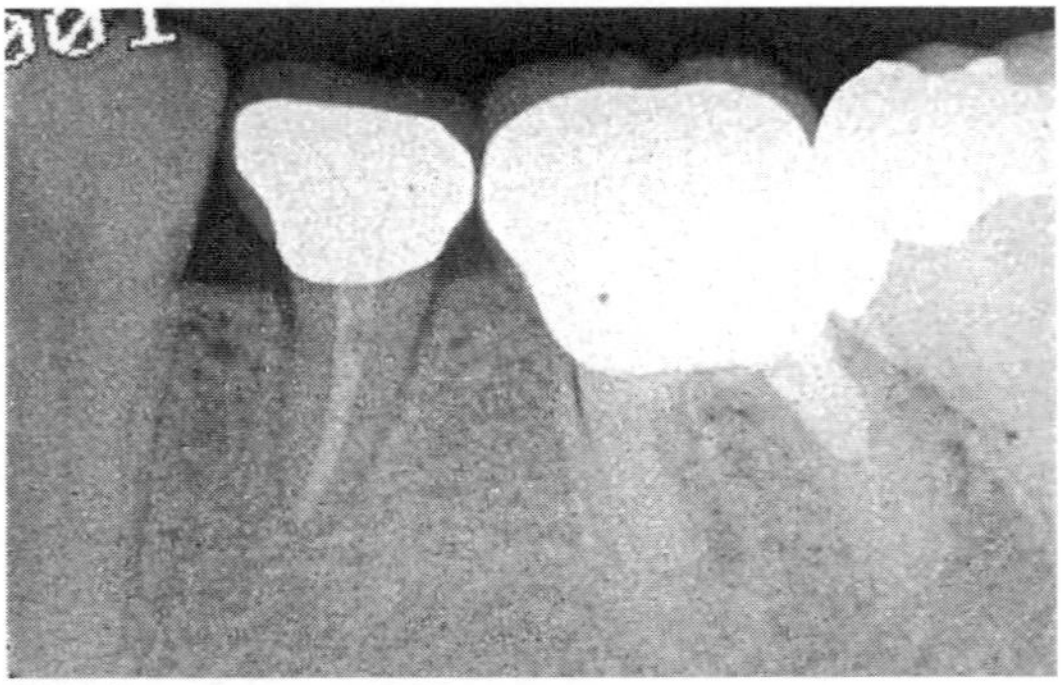
【移植後のレントゲン写真】

谷口　清　生前の「あとがき」より

当院の病院のシステムと他の歯科医院とは、かなりの相違点があると思う。

その理由を絞り込んでいけば、つまり、「保険外治療もする保険医院」と、当院のような「保険外治療だけの歯科医院」の差だろう。

当院と同じようなポリシーの歯科医院が全国で何件ぐらいあるのか知る由もないが、このタイプの歯科医院の治療技術は相当高いはずである。そうでなければ、歯科医院など存続できるはずがない。

「保険外治療医院」は、いわば高度な治療技術の歯科医という目安である。

また、このタイプの歯科医は、患者さんとの接触の仕方、治療方法なども、保険で甘い汁を吸っている「保険外治療もする保険医」の仕組みとは、だいぶ趣が違うはずである。

当院では、次のようなシステムで治療に専念している。

電話が鳴る。当院では二本の電話があり、一本は会員専用だから、もう一本の電話がなった場合が新しい患者さんからの問い合わせということだ。

この電話には、受け付け当番の衛生士が出る。その応対は、大体次のように始まり、終わる。

「はい、〝A歯科タニグチ会、○○が承ります」

これが、電話第一声の当院のマニュアルである。これに対して、「私は○○の△△です」と、自分の名前を言う社会常識派、そして、相手の顔が見えないからと、名前を名乗らない非常識派もいる。いずれにしても診療についての問い合わせだから、「こちらのシステムはご存じですか」とつづく。

〝本で読んだ〟〝ホームページを見た〟〝新聞に載っていた〟〝歯を抜かないと聞いた〟などさまざまな媒体で私を知った人たちだが、治療システムについては詳しく知らないケースが多い。

「治療をお受けになる方のために当院のシステムを説明させていただきます。当院は健康保険を取り扱っておりません。そして初診料は、十万円となっております」

たいていの人は、ここでギョッとなる。十万円は誰にとっても大金だろう。

一九八三年に初診料を十万円に値上げしたのだが、これにはワケがある。

初診料を安くすれば、患者さんはいくらでもやってくる。そうして治療費を高くしておけば、収入は増える。当院は逆に、治療費ではなく初診料を高くしておく。初診料が高額だと初診患者数は値段にびっくりして電話を切る人が多いので、一人の患者さんに対して十分な治療時間を確保できるわけである。当院は、一日に四人の患者さんを診療するだけである。当然、一人の患者さんにたっぷりと時間を費やすことができるというわけだ。

また、このシステムであれば、患者さんがどれほどの気構えで歯を治す気持でいるかの確認にもなる。これが十万円の秘密なのである。

来る人は電話がかかってくるうちの十人に一人ぐらいである。

それでいいと思っている。一人の患者さんに十分な治療時間をとれる。

そうして、初診日が来る。熟練した歯医者は、初診で、その患者さんの適切な診療法を見極めることができるのである。

初診の予約をとろうとするとき、必ず質問が出る。

「初診料は十万円とすると……治療代は高いんでしょうねえ？」

けれども、何をもって治療代の高い、安いを決めているのだろうと考えるときがある。治療代が高くても、歯を残したまま完治すれば安いものだろう。逆に、保険を利用したとしても残せる歯を抜いたのでは、非常に高価な損失になる。

他の歯科医院で「抜く」といわれた歯が、当院では「抜かず」に、噛めることが多いのだ。

当院の治療の九割を占める、自分の歯を残す根管治療や再植・移植治療よりも、抜いてインプラントにすれば、もっと高いだろうし、何年もたたずに折れたり曲がったり、骨まで吸収してしまうケースもある。インプラント治療法の危険性は本文で指摘したとおりであり、また高額である。


当院では一人の患者さんと深く、長くコミュニケーションをしたいと願っている。スケールは小さいけれども、当院では理想の歯科医療をめざしてがんばってきたのである。わが医院のユニークな治療システムは、それを達成するための一つの形と考えている。


高齢化社会の医療とは、再生産性の低さが対価なのではないか。

核廃棄物を、老人医療と考えればわかりやすい。再生産できるにしても時間と手間と費用がかかる。再生産できない場合でも、それまで社会に尽くしてきたのだから、きちんとした保管料が必要なのである。

通院不可能な人に対しての、歯科における保管料の一部である往診料は、現行の健保においてあまりに低すぎる。

保険点数の見直しを厚生労働省に望むが、警察は、往診の場合の駐車違反を認めてほしい。

また、財務省も、それなりの予算を組んでほしい。

往診する歯科医の方も、車を私用と区別するために、きちんと記録に残しておくことだ。

まず実績をつくること。あせることはない。

高齢化社会はすでに始まっており、老人健康保険法も第一歩を踏み出している。国民もそのワクのない型に組み込まれていることを自覚し、健保に要求する場合は、それに対しての応じ方も、前もって認識してほしいのだ。

各人、医療担当者、そして各役所のお互いの思いやり、小さくても暖かい拍手を相手にできることこそ、これからの日本人のまず学ぶべきことである。それが国際化に繋がるのだ。

完歩が目的の健保こそ、完保なのである。

制度が不完全なら、制度を変えるように努力すること。そして、それまでは、そのワクのなかで、最善をつくすこと。

理想の歯科医療のあり方を、患者さんにも、制度にも、歯医者にも、そして自分自身にも問いかけたのがこの本である。

健康保険法の不備なところは、皆で、国に代って、つくりあげていこうではないか。

そのきっかけとして、この本を読んでいただけたらこんな幸せなことはない。

どうしようもなくとも、人は生きていく。

そこに、くどいが、お互いの思いやりと小さなあたたかい拍手があったなら、人間社会の素晴らしさ、人間として生まれてよかったなあ、と感じるだろう。当院ではそんな人生、そんな歯科医療をめざしている。

谷口　清

復刻版に寄せて

その昔、安易な抜歯が横行していた時代、それに異と唱え、歯を抜かない治療を主張し続けたのが私たちA歯科タニグチ会の〝師匠〟である谷口清だ。

自らの理想を具現化した診療室を東京駅八重洲口の駅前に開業したが、それもつかの間、二〇〇六年二月二十二日、谷口清は逝去した。

自ら信じる形の歯科医療を追求された生涯だった。

今、ようやく時代が追いついたかのように予防の重要性が説かれ、厚生労働省も「八〇二〇運動」を提唱する時代になっている。

ただ、コロナ禍に埋め尽くされたような今年はバブル崩壊30年、海外ではアメリカ一局集中の世界秩序が崩壊、中国の躍進と覇権主義化、温暖化による地球規模の環境破壊によって人類社会の存続すら脅かされている今日、サラリーマンの給与水準はこの30年間で上がっていない現実を突きつけられると、取り残されたような気分を皆が感じる。

この30年間この国は改革を何か成し遂げたのか？

歯科医界も根本的に変わったといえるだろうか？

故人がその生涯で多くの著作で鳴らし続けた歯科医界への警鐘は、その多くがいまも生き続けるのではないだろうか?

谷口清が教えてくれたこと、目指したことはまだまだ多くある。患者さんとの人間同士としてのよい関係をはぐくむこと。

自らの腕を磨く研鑽をどこまでも続けること。

弟子である私たちは谷口清の遺志をしっかり引き継いで行く。

最後にこの復刻版を発刊するにあたり、多大なるご尽力をいただいた株式会社カナリアコミュニケーションズ取締役・佐々木紀行氏、株式会社クリード代表取締役・霜田稔氏、同専務取締役・霜田敬洋氏、株式会社ループ・代表取締役の小玉啓介氏に満腔の謝意を表したい。

二〇二一年十二月

医療法人社団　A歯科タニグチ会

著者プロフィール
谷口　清（たにぐち　きよし）

昭和十三年、神奈川県生まれ。日本大学歯学部卒。海軍病院、東京医科歯科大学、神奈川県歯科大学勤務、研修ののち開業。
著書に『日本人の歯をダメにした歯医者』、『歯の悪いヤツの顔が見たい』、『歯は一日で治る』がある。

医療法人社団　A 歯科タニグチ会　　　編集責任者　谷口　悦子
http://www.a-shika.com

その歯、残せます
インプラント治療の前に もう一つの選択肢

2021年12月21日　初版第1刷発行

著　者　　谷口　清
発行所　　株式会社カナリアコミュニケーションズ
〒141-0031 東京都品川区西五反田1-17-1
TEL　03-5436-9701　FAX　03-4332-2342
http://www.canaria-book.com

印　刷　　株式会社クリード

ISBN 978-4-7782-0483-9 C0047